本书属于浙江省哲学社会科学规划课题资助

近代名医医著丛书

存存斋医话

赵晴初　著

叶新苗
叶肖琳
黄雪莲
段玉新　点校

中国中医药出版社
·北　京·

图书在版编目（CIP）数据

存存斋医话 /（清）赵晴初著；叶新苗等点校 .—北京：
中国中医药出版社，2019.5（2024.9 重印）
（近代名医医著丛书）
ISBN 978-7-5132-2832-9

Ⅰ . ①存…　Ⅱ . ①赵…　②叶…　Ⅲ . ①医话－汇编－中国－清代　Ⅳ . ① R249.49

中国版本图书馆 CIP 数据核字（2019）第 035704 号

中国中医药出版社出版
北京经济技术开发区科创十三街 31 号院二区 8 号楼
邮政编码　100176
传真　010-64405721
北京盛通印刷股份有限公司印刷
各地新华书店经销

开本 880×1230　1/32　印张 8.5　字数 178 千字
2019 年 5 月第 1 版　2024 年 9 月第 2 次印刷
书号　ISBN 978－7－5132－2832-9

定价　39.00 元
网址　www.cptcm.com

服务热线　010-64405510
购书热线　010-89535836
维权打假　010-64405753

微信服务号　zgzyycbs
微商城网址　https://kdt.im/LIdUGr
官方微博　http://e.weibo.com/cptcm
天猫旗舰店网址　https://zgzyycbs.tmall.com

如有印装质量问题请与本社出版部联系（010-64405510）

近代名医医著丛书

编委会

内容提要

《存存斋医话》系清代名医赵晴初所撰，书成于1843~1895年。

本书手稿现存凡7集，其中一二集为合订本，最后一集为续集，全书近20万字。一集收集医话37条；二集收集医话37条；三集收集医话87条；另集“存存斋医方杂录”67条，计154条，其中斑疹、痧疹为第153条与154条。四集收集医话23条；五集为“存存斋医学杂识”，收集医话101条；六集收集医话132条；续集计医话170条，其中附医方杂识81条、本草杂识23条，内容包括人物传记、导引、中医基础、诊断、方剂、中草药，以及内科、外科、妇儿科、眼科、耳鼻喉等各科知识，均是作者临床见识与经验，有较大的临床参考价值。

本书系赵氏完整手稿。1878年，赵氏杜门养疴期间曾从旧箧检得手稿若干条，命儿子录出成帙。因此，本手稿一集于清光绪辛巳（1881年）由孙瀛阶、陈昼卿两先生为之序，姚静安先生代为刊行。

民国四年（1915年），裘吉生虑其书湮没不传，同时补入《绍兴医药学报》第1卷5 ~ 6号（1924年5~6月）赵氏原著斑疹、痧疹二节，由其门人杨质安加注，作为卷三编入《珍本医书集成·杂著类》（1936年世界书局出版）。

现据手稿为底本，以光绪本、珍本医书集成裘氏本、赵氏其他著作等为校本仔细点校，并加句逗，使全书通顺可读，可供中医院校师生、中医研究工作者及中西医师参考。

校注说明

一、赵晴初生平

赵晴初，原名光燮，后改彦晖，晚号存存老人，又号寿补老人，63岁时曾号六三老人，浙江会稽（今绍兴市）长桥沿人氏。据陈天祥引《会稽味草堂赵氏宗谱》记载：晴初公生于道光三年（1823年），卒于光绪二十一年（1895年），享年73岁，与晚清著名书画家赵之谦为同族至亲。赵公出身豪门，其父钟裁，是清嘉庆、咸丰年间绍兴巨贾，得四子，晴初排行最小（其弟子杨质安称赵公为"吾绍巨富省圆先生季子"）。其幼时专攻举子业，是故于诗词六法功底扎实，与周伯度、樊开同为同科秀才。后因兵乱，家道中落，无意仕途，本着"务求实用之学"的诺言，立志种身杏林。

先生天分过人，孜孜不倦研读岐黄之术，犹虑耳目之隘也，虚心访道，不惮涉历，学业日进，与同里张畹香、江墅陈载安、乌程汪谢城诸公精研医理，苟遇疑难危症，或通函讨论，或函邀会诊，自备旅资，不向病家索酬。尤其是经治余姚邵小村中丞，高年痰中，群医束手，后经赵公之手，病获豁然。于是医名大振，常被邀出诊，往返于大江南北。江督曾国荃等，皆常驰书敦聘。同治壬戌年（1862年），赵公应聘赴苏出诊，归途中于吴县

（长洲）逢饲鹤老人尤怡嫡嗣尤世梓、尤世楠，亲睹尤氏治病手段老道，每多奇中，能阐兰灵之秘，接长沙之源，至为服膺。向往其学，乃执弟子礼于尤氏门下。光绪十年、十二年，他又二度访道吴县，从尤怡门人，并亲手抄录《医学读书记》《静香楼医案》《伤寒贯珠集》等尤氏著作十数种，带回会稽悉心研究，深得尤氏学说之精髓。赵公一生医绩卓著，蜚声杏林，仅嫡传弟子中享医名者有四：一曰舒安，系其长子；二曰鲁东川；三曰贺吉人（鲁、贺二君曾联合校订《存存斋医话稿》）；四曰杨质安。赵公性和平而心慈善，救人之急，拯人之危，数十年如一日。族中义举如捐修宗祠、重修宗谱……皆力任经营，不辞劳瘁。花甲后修持净业，博阐内典，无疾而逝。

二、版本

赵公生在绍兴，行医在绍兴，与“绍派伤寒”名家同里张畹香、江墅陈载安、乌程汪谢城诸公交往甚密，在学术上接受“绍派伤寒”医理，后又在江苏尤氏中医世家，学尤门医技，其学兼“绍派伤寒”与“江苏尤氏”二门之长。赵公早年细研医理，诊务繁忙，晚年谢绝酬应，杜门著书，著有《存存斋医稿》《存存斋医话稿》《存存斋教子学医法》《存存斋本草撷华》等15本著述。《存存斋医话稿》系赵公40年读书、临证之心得，自谓“余自已冠后，喜读医书，有所见闻，随手识之，间附以心得，以备他日之参考”。由于随记随载，辗转有年，遗失多矣。戊寅（1878年）秋，赵氏已55岁，杜门养疴，检旧箧得手稿若干条，命儿子录出成帙，重为芟润之，标其名为《存存斋医话稿》。其抉择甚严，若意度者勿录，道听者勿录，袭古与违古勿录，违古而适合乎古，食古而不泥乎古，时或拾古之遗，纠古之失，补古之阙，释古之疑，或日一得焉，或月一得焉，或积日月而竟无得焉，历数十年得成此帙。是书凡7集(后称集为卷)，其中一二集为合订本，最后一集为续集。光绪初年，同邑孙瀛阶、陈昼卿两先生序文，姚静安先生锓版，为时推崇，流播甚广。惜仅选一二集刊行，印数少，而访购者踵趾相接，又值兵乱祸结，原书多失散。

民国四年，裘吉生虑其书湮没不传，遍觅原版，虽幸而购到，已缺多页，亟亟然为之重刻付印（重刻《存存斋医话稿·何廉臣序》)，同时补入《绍兴医药学报》第1卷5～6两号（1924年5～6月）赵氏原著斑疹、痧疹二节，由其门人杨质安加注，作为卷三一并编入《珍本医书集成·杂著类》(1936年世界书局出版)，其序曰:“……《医案》一册，断证确切，方案明通，皆足为后学师范，惜无刊本，即《存存斋医话稿》五集，只有初二两集，由孙瀛阶、陈昼卿两先生为之序，姚静安先生代为刊行。不久其版散失，迄于今各书肆已无从购觅，本地如此，他省可知，同社友裘君吉生恐其书湮没不传，遍觅原版，虽幸而购到，已缺多页，亟亟然为之重刻付印……”此即现今流传之版本。后又在1935～1936年《绍兴新闻日报》“医药与社会”专栏上，见到由赵公后人赵能谷点校之《存存斋医话稿卷三》六十则，赵能谷在《序言》中曰:“兹从书簏中检得先大夫定庵公手钞正续稿三本，不特初至五卷俱备，且与初二卷校本版伪，间加注附，如二卷第二十一则乌程汪谢城先生略历等，殆当时拟总刊正续集而未果者。”该稿由赵公后代所抄，其真伪自明。

赵公著述虽多，但未在身前刊行，经其嫡传弟子鲁东川、贺吉人二君再三努力，才将《存存斋医话稿》初集校订付梓，据

《全国中医图书联合目录》仅记载《存存斋医话稿》2 卷，版本情况：①清光绪七年辛巳（1881 年）活字本；②清光绪十七年辛卯（1891 年）永禅室刻本；③清末抄本；④ 1915 年绍兴裘氏刻本（见《珍本医书集成》）。浙江仅存清光绪七年辛巳（1881 年）活字本，其余版本流散于全国各地。

三、流传与研究

《存存斋医话稿》一二集刊本与流传已如上述，现刊本三集即裘氏本只收赵氏原著斑疹、痧疹二节。

然赵公著作手稿被柯桥人葛绥仔细收藏，《存存斋医话稿》手稿共有 7 集，期间被同道多次借阅。

1983 年，方春阳根据手稿点校、整理了《存存斋医话稿》未刊稿六十一则，由赵公再传弟子徐荣斋先生作序，连载于《浙江中医药杂志》上。该稿与赵能谷所辑本颇为吻合，许多段落一字不爽，并作“赵晴初学术思想述略”文，刊于《浙江中医学院学报》1982 年第 6 期。

陈天祥医师根据手稿，与手稿拥有者共作“赵晴初先生与《存存斋教子学医法》”，发表于《浙江中医学院学报》1982 年第 6 期；又作“清代名医赵晴初及其医学成就”及“清赵晴初遗著《存存斋医话》节选”两文，分别发表于《中华医史杂志》1983 年 13 卷第 4 期与《中医药学报》1983 年第 1 期。

其他研究：沈钦荣“绍兴医家及其医话”（《中医文献杂志》1998 年第 2 期），林乾良“赵晴初三代医方”（《中医药文化》，2007 年第 3 期），刘景超、杨玉武“《存存斋医话稿》浅识”（《河南中医》1994 年第 14 期），吕志连“清代名医赵晴初与《存存斋医话稿》”（《中医杂志》1996年37卷第11期）等。

根据手稿，后学黄雪莲、翁靖有“浅述清代名医赵晴初生平与学术传承”（《浙江中医药大学学报》2013年第5期），“清代名医赵晴初的诊疗特点”（《中国中医急症》2014年23卷第5期），“赵晴初治疗头风病学术经验论析”（《中国中医急症》2014年23卷第2期）等。

《存存斋医稿》也被多次借阅，并形成手抄本。

《存存斋医稿》《存存斋教子学医法》《存存斋医案留底》等著述均未见刊行。诚如裘公所言：“赵氏生平著述，虽不止此，但流传医林，唯此吉光片羽，弥觉可珍。”

四、书稿简介

据裘氏《珍本医书集成》刻本何廉臣序说：“……《存存斋医话稿》五集，只有初二两集，由孙瀛阶、陈昼卿两先生为之序，姚静安先生代为刊行……同社友裘君吉生恐其书湮没不传，遍觅原版，虽幸而购到，已缺多页，亟亟然为之重刻付印……”

杭州孙仲圭在第二卷末按云：“《存存斋医话稿》何廉臣叙中云，共五卷，但镌版行世者，只此而已，即此二卷。据余所见，仅大小两种木刻版本，今且绝版无购处矣。三卷斑疹、瘀疹二节，录自《绍兴医药月报》第一卷五六两号。注者杨质安，系赵氏弟子，蛰庐不知与赵氏有无渊源也。”

裘吉生在第二卷末也按：赵氏后辈，藏有散稿，不事整理。先人手泽，湮没不传，洵为可惜。蛰庐，即杨先生之别号。

实际是书手稿现存凡7集，其中一二集为合订本，最后一集为续集。

全书13余万字，第一集（一二集合订）、第五集、第六集、续集，由16开皮纸作封面装订，第四集长度短2厘米，第三集系16开纸横排本。封面上，赵氏亲书“存存斋医话稿”（一二集合订）、“存存斋医话稿三集”、“存存斋医话四集”、“存存斋医话五集”、“存存斋医稿六集”、“存存斋医话续集 附医方杂识 本草杂识”。书蕊第一集系毛边纸，竖排书写，每排约22字，每页9排。第四集、第五集、第六集、续集，书蕊系赵公家印绿色直格毛边纸，每页摺口处必印有“存存斋”3字，每页9排，每排约30字；第四集，每页9排，每排约25字；第三集横排，每页12排，每行约21字。手稿除第三集外，绝大部分笔迹苍劲，以蝇头行楷书写，以楷书为主，小部分为草书。手稿与赵公他稿比较，可确认其系亲笔书写。

《存存斋医稿》上下两集，由16开皮纸作封面装订，书蕊系赵公家印绿色直格毛边纸，每页摺口处必印有“存存斋”3字，摺口之内，楷书写有与内容同步的病证名，便于检索翻阅。中间竖排书写，每排约38字，每页9排，以行书、草书为主。上册首为杨质安序，此为目次，目次下有“是册为先君子所著散佚未订成本，民国五年岁次丙辰中秋前三日，养愫主人赵士琪晴孙甫识”。

五、校注原则

此次校注以赵晴初《存存斋医话稿》手稿为底本，以1915年绍兴裘氏《珍本医书集成》刻本及赵晴初其他医著手稿为校本，并参考有关2011年中国中医药出版社出版的《重订通俗伤寒论》等著作。

1. 凡底本与校本出现编排及文义互异者，以底本为主。如校本一集第1条、第2条，分别采自底本一集35条；底本二集第1条，今仍维持原样。文义互异，义均可通，若校本义胜者，不改原文，出校记说明；底本确有讹错者，则在文中改正，出校记说明。

2. 原书引用他人论述，大都是摘要或综合式的，凡不失原意者，一般不予改动；若与原文有悖，或有较大出入，或与原意不合者，加校记，说明原作什么，以及或衍或脱等情况，校勘查对仍不明者，则注明存疑待考。

3. 本次整理统一改为简体横排，加以规范标点。原文中注文为小字双行，今改为小字单行。书中表示方位的“右”“左”，均改为“上”“下”，不出校。

4. 底本中的异体字、俗体字改为简化字，不出校。通假字出注。

5. 书中凡加校记之处，均用脚注序码标出，而将校记附于页末；古今中药名描写偏旁部首不一，如白斂、蕌畜，直接改为白蔹、萹蓄，不出校；书中所引书名，多系简称，有时用人名，有时作书名，凡著作名一律加书名号；底本中明显的脱字、缺字补之，并出校；底本中重要的中医名词术语均以最新标准改之，如症候改证候、证状改症状、症瘕改癥瘕等，不出校；对书中存在的费解、谬误之处，则加注，或解释疑难，或直指其误，供读者参考。

6. 手稿中无序文，初版一二集时有光绪辛巳（1881年）孙垓序、光绪癸未（1883年陈锦）序。裘氏《珍本医书集成》本出版时又有民国四年（1914年）何廉臣序。另又有杭州沈仲圭在裘氏《珍本医书集成》刻本第3集中加入其《吴山散记小引》《吴山散记》，可视作传承，作为后附。

7. 手稿中重复内容较多，为维持原样，不做删改，但出注，说明本条与上册某条内容大致相同或基本相同等。

六、学术思想研究现状

绍派伤寒，自明代以降，其理论从萌芽到发展成熟，荟萃了历代医家的心血。绍派伤寒集仲景学说与吴门温病学说之长，博采众长，熔于一炉，自成一体，并有完整的理论根据，屹立医林几百年，成为中医学宝库中的一朵奇葩。赵公为绍派伤寒的重要临床医家，名噪当时。然赵公医学思想及著作流传不广，沈钦荣《绍兴医药文化》在简介中介绍派伤寒的代表医家如张景岳、俞根初、何廉臣、胡宝书等时，只简略提及赵氏。朱德明《元明清时期浙江医药的变迁》在介绍伤寒学派时仅提到赵晴初为绍派众多医家之一，未见关于赵公的其他记载。陆晓东《绍派伤寒学术研究》也未有赵公的只言片语。范永升《浙江名医诊疗特色》选择宋至清时期浙江中医临床各科名医共计 25 位，赵氏未列其中。范永升《浙江中医学术流派》从学派的源起和发展、学术主张、诊疗特色、制方用药特色、学术影响与薪传、验案选编、医论医话选 7 个方面阐述了浙江十大医学流派，其在绍派伤寒一章中对赵氏之医学思想未展开介绍。另外，如陈天祥的“赵晴初先生与存存斋教子学医法”、“清代名医赵晴初及其医学成就”及《存存斋医话》节选。方春阳的“赵晴初学术思想述略”，刘景超的“存存斋医话稿”浅识，吕志连的“清代名医赵晴初与存存斋医话稿”，沈钦荣的“试论绍兴医学在清末民初间崛起的内外因素”“绍兴医家及其医话”，林乾良的“赵晴初三代医方”等文章，以及作为书法赏评的“赵晴初处方”，均未见对赵公医稿及学术思想的系统研究。

笔者有幸从绍兴古书籍藏家手中获赵氏珍贵手稿，包括《存存斋医稿》《存存斋医话稿》《存存斋教子学医法》等书籍共15本。2014年获批浙江省中医药科技计划，2016年又获浙江中医药大学校级科研基金“绍派医家赵晴初医学遗稿整理研究”项目，开展对《存存斋医稿》《存存斋医话稿》的整理研究，经过阅读、句读、总结整理，较系统地梳理了赵氏的学术思想、诊疗特色、新方研制及善用古方等。赵公是绍派伤寒的重要医家，其师承及薪传是绍派伤寒除以《通俗伤寒论》为传承体系外的另一支脉。其学兼绍派、李士材、江苏尤氏等多家之长。学术主张发扬上下病理、分部析病论治等；辨证方面，四诊重望诊，外感宗六经，内伤主虚损，病机纲阴阳；临床论治精细入微，用药主张轻清养胃，注重药性。据笔者统计，仅《存存斋医稿》中有新创医方17首，善用古方20余首（引自黄雪莲博士论文）。以上尚属初步见识，有必要继续开展对赵公临证经验等的发掘整体，期能更全面、系统地认识绍派伤寒的学术体系。

目录

目录

重刻《存存斋医话稿》序

唐王勃撰《医话序》一卷，即医话之鼻祖也。宋张杲著《医说》十卷，明俞弁著《续医说》十卷，即医话之导师也。迨前清作者如林：史典著《愿体医话》，黄凯钧著《友渔斋医话》，王士雄编《柳洲医话》，著《潜斋医话》，毛祥麟著《对山医话》，陆以湉著《冷庐医话》，计楠著《客尘医话》，柳宝诒著《惜余医话》，丁福保著《医话丛存》，先祖秀山公纂《古医格言》，皆本各个人之阅历，或话所闻，或话所见，或话所心得，或转述师友之见闻，或指摘医家之利弊，或宪章先圣之名言，虽各话当年陈迹而言多精凿，较之浏览医书，尤有趣味，且足长见识而益智慧。

昔老名医赵晴初先生，得医中三昧，年七十余，犹著书不倦，亲自手录，作蝇头行楷。在中年时，最喜访道，申江与凌嘉六先年交相善，江苏与马培之先生谊尤深，曾为之跋《纪恩录》。晚年在绍，与余为忘年交，颇莫逆。与之谈医，知无不言，言无不尽，夜虽深，无倦意。尝谓余曰："医非博不能通，非通不能精，非精不能专。必精而专，始能由博而约。吾绍前辈金士哦、陈念义以《景岳全书》为枕中秘，任凤波案头只一册《临证指南》，俞根初案上只一册仲景《伤寒论》，可见心得处不在多也。然无心得者，不得以此借口。欲求心得，正非多读古今医书不可。盖不博，亦断不能约也。”其言如此，可谓医林佳话矣。与余会诊时，亦不鲜见。其临诊辨证，反复推详，选药制方，心思周到。往往一味佐药，亦费几许时刻思想而得，一得即全方灵透，历验如神。尝著《奇偶方选》，约千余方，方解亦甚简明。医案一册，断证确切，方案明通，皆足为后学师范，惜无刊本，即《存存斋医话稿》五集，只有初、二两集，由孙瀛阶、陈昼卿两先生为之序，姚静安先生代为刊行。不久其版散失，迄于今各书肆已无从购觅。本地如此，他省可知。同社友裘君吉生恐其书湮没不传，遍觅原版。虽幸而购到，已缺多页，亟亟然为之重刻付印。兹于其将出版焉，嘱余略叙其巅末于简端，斯亦裘君表彰前哲之苦心也夫。

中华民国四年十一月望日

何廉臣印岩识于蠡城卧龙山麓之宣化坊

孙序

余老友赵君晴初，生平手不释卷，尤邃于轩岐之学。初不以医自名，命剂辄效，有不可为者，顾能早决之，以是四方求治者接踵无虚日。君犹虑耳目之隘也，虚心访道，不惮涉历，孜孜焉，汲汲焉，盖靡刻不留意于活人济世。余懵不知医，而乐与君游。尝聆其绪论，阐发义理，剀陈利弊，足以拓医家之胸臆，释病者之迷惘。非钻研深，阅历久，不克臻是。每举其所话，以话于朋辈中之从事于医及见困于病者，唯恐其传之不能遍也。又恐君之苦酬应，不遑燕居，而未尝笔之于书也。一日，见示是编，受而读之，则其活人济世之怀，俱蔼然流露于楮墨间，而知向之因其所话以觇其平日之钻研阅历者，犹只十一二焉。今年秋，其友姚静庵广文请付剞劂以行世，余亟怂恿之。爰不自揣谫陋，焉缀数语于简端。且曩者欲遍布其话而不可得，而今乃得家置一编焉，并以志余之喜也。

光绪辛巳冬月同邑孙垓

陈序

事有古守其常而今穷其变者，法家例医家方其是已。夫事物变无穷也，有其备之变，更出所备外，故变无穷。穷其变者有穷，变无穷，穷其变者当与为无穷。自非挟百试之才，享神明之寿，多其阅历，神其颖悟，鲜有能相劘相守，以穷无穷之变者。古锦充囊，积羽折轴，而成书出焉。晴初赵子精于医，无虚日，年且老，成医话一书。其言曰：意度者勿录也，道听者勿录也，袭古与违古勿录也。违古而适合乎古，食古而不泥乎古，时或拾古之遗、纠古之失、补古之阙、释古之疑。或日一得焉，或月一得焉，或积日月而竟无得焉，盖四十年于兹矣。夫岐黄而下至于仲圣，亦犹夫人耳，某药药某病，某病药某药，上古固无书读也，彼何师而得之与。得之病耳，问得其由，切得其象，而病诏我矣。问得其象中由，切得其由中象，而病又诏我矣。虽然中一矢而曰吾善射，捷一战而曰吾善兵，是强狱隶著刑书也。神而明之存乎证，以问证切，以切证问，以甲证乙，以一证千，而同中之异出焉，夫是之为病证。证者，证也。法家所谓比例。例者，比也。无以比诸，乌乎例诸，无以证诸，乌乎治诸。如晴初者，可谓老于证治，而善读书者矣，顾自以为是焉可乎，误于两似而得其一真，悔于百非而衷于一是，是则穷其变而又善自变之说也。晴初之话医也，暴其短，不炫其长，幸其得，犹悔其失，粹然儒者之言。其临证也，如驾危樯，行大川，守孤城，御勍敌，一不得当，而覆败随之。其生人杀人，不有甚于亭疑狱之平者乎。抑予更有感于天地之好生焉，虑阴阳饮食之杀吾生也，苦不自知，而脉也贡之，又博生万物，俾各能入人而药之。向非圣人，又谁与起病者而试尝之，此造物之所以大也。不明乎此，而假手于庸庸者流，几何而不蹈杀人之律乎哉。呜呼危哉。予向不能医，不幸而先人皆痛于沉痼，其于病也，三折肱矣。读晴初书，为言天下事物之变之无穷而未易穷其变也，其见于一人之身者已如此。

时光绪癸未五月

山阴陈锦作于蕺山讲舍

凡例

称稿者，明非定本欲就正有道也。

条首编以一二等数目者，使教我者有可专指，且前条有谬误处，后条可救正；义未尽，后条可重申；前后意同者，可参合；有引证者，可披寻；所以清眉目也。

引用书有购求数年而始得，有转辗借阅，内有世少传本者，载明作者姓氏年世。

嗣后拙作如能成帙，当陆续付梓，一并求教。

存存斋医话一集①

1. 柯韵伯先生“气上腾即是水”一语，最足玩味。盖阳气凝结，津液不得上升，以致枯燥，治宜温热助阳，俾阴精上交阳位，如釜底加薪，釜中之气水上腾，而润泽有立至者。仲圣以八味肾气丸治消渴，亦此义。以肺为五脏之华盖，下有暖气上蒸，即润而不渴。若下虚极，则阳气不能升，故肺干而渴。譬如釜中有水，以板盖之，下有火力，暖气上腾，而板能润；无火力，则水气不能上，板终不可得而润也。然枯燥由于阴竭者，则是泉源既竭，必须大剂濡养频服，如救焚然，始克有济。同一枯燥证，有阴凝阴竭之分，二证霄壤悬殊，万一误投，死生立判，不可不细审也。

2. 痰属湿，为津液所化，盖行则为液，聚则为痰，流则为津，止则为涎，其所以行聚流止者，皆气为之也。庞安常有言：人身无倒上之痰，天下无逆流之水，故善治痰者，不治痰而治气，气顺则一身之津液亦随气而顺矣。余谓“不治痰而治气”一语，为治痰妙谛。盖痰之患由于液不化，液之结由于气不化，气之为病不一，故痰之为病亦不一，必本其所因之气，而后可治其所结之痰。《医旨绪余》曰：治痰当察其源。倘以二陈统治诸痰，

① 一集：原稿未见，据上下文加。后同。

因于湿者固宜，使无湿则何以当之？盖因于火，则当治火，火降金清，秋令乃行，水无壅遏，痰安从生？丹溪朱氏曰：黄芩治痰，假其下火，正谓此也。余可类推。

3. 河间刘氏曰：肠胃郁结，谷气内发，而不能宣通于肠胃之外，故善噫而或下气也。愚谓噫与下气，即属宣通，所以肝胃病，往往得噫与下气少瘥也。虽不能宣通于肠胃之外，而犹得宣通于肠胃之上下也。

4. 大黄同附桂用，是温下法。《叶案·痢门》：姚颐真用大剂肉苁蓉配姜附，是即温下法化为温滑法。泻心汤姜连并用，是辛苦开降法。马元仪先生《印机草》中干姜同瓜蒌用，是即辛苦开降法化为辛润开解法。蒌姜润燥开结，荡热涤痰，为胸膈热郁之圣药。其性濡润，为之滑肠则可，若代大黄作下药用则不可。吾乡章虚谷先生有《蒌仁辨》，言之甚详。

5. 余治一暑湿证，已热退神清，胃动进食矣。忽急柬邀诊，仍发热神昏，更加气喘，细询因吃粥油①三四盏，遂致此。余力辞，病竟不起。阅《本草纲目拾遗》言：粥油能实毛窍，滋阴之功胜熟地。暑湿初愈服此，安得不复发而增剧耶？又袁了凡先生曰：煮粥饭中，有厚汁滚作一团者，此米之精液，食之最能补精。又《紫林单方》治精清不孕方，用粥油日日取起，加炼过盐少许，空心服下，其精自浓。

6. 人知息道从口鼻出入，不知遍身毛窍，俱暗随呼吸之气，以为鼓伏。所以外感表实证，毛窍阻而气机不能相引，则发喘。内伤表虚证，汗多亡阳，毛窍开而气机过泄，则息微。

7. 灵胎徐氏谓：天士叶氏每以络字欺人。其实徐氏《躯壳脏

① 粥油：系米油俗称，又称米汤，为煮米粥时浮于锅面上的浓稠液体。

腑经络论》有云：人有皮肉筋骨，所谓躯壳也，而虚其中，则有脏腑以实之，其连续贯通者，则有经有络，贯乎脏腑之内，运乎躯壳之中，为之道路，以传变周流者也。是明知有络，而每诋之，何也？或云：徐批案非真本，乃伪托者。（又按：《慎疾刍言》似亦非徐氏真本，观其原序文笔，与所著六种书序文绝不相类，明眼自能辨之。）

8. 朴硝、火硝咸名硝石。咸生卤地，假水火二大以为形质，朴硝属水，味咸气寒，性下走，故能推荡肠胃积滞，折治三焦邪火；火硝属火，味辛带苦微咸，而气大温，性上升，故能破积散坚，治诸热病，升散三焦火郁。朴硝治热之结，火硝治热之郁，一就下，一达上也。火硝投之火中则焰生，朴硝则否，其性从可知矣。紫雪丹中二硝并用，是热郁欲其达，热结欲其降也。李濒湖先生曰：火硝与硫黄同用，则配类二气，均调阴阳，有升降水火之功，治冷热缓急之病。煅制礞石，则除积滞痰饮。盖硫暖而利，其性下行；火硝暖而散，其性上行。礞石之性寒而下，火硝之性暖而上，一升一降，一阴一阳，此制方之妙也。奈汪讱庵先生《医方集解》中礞石滚痰丸，误以朴硝制礞石，药肆不察，竟遵其法。盖同名硝石，汪氏不及详考，而一字之讹，药性顿异，大背古人立方之义矣，用辨明之。

9. 世间真虚损少，假虚损多，自患虚损者少，做成虚损者多。歙南吴师朗有鉴于此，著《不居集》一书，取《易·系辞传》“变动不居”之义，而名其书也。书分上下二集，上集内损，以阴阳五脏内亏立论；下集外损，以六淫外入，是损非损立论。盖缘内外不分，真假莫辨，印定滋阴降火之一法，以治无定万变之病情，不虚而做成虚，不损而做成损，良可浩叹？是书纠谬绳惩，独开生面，其功岂不伟哉？惜其论治立方，铺排门面，无甚精义可咀嚼。窃恐仿其法而施治，未必的有效验。然能唤醒病家医家，俾共知有外损之一途，不徒从事于蛮补，由是深思其故，神而明之，则此书安可不读？（师朗名澄，其自序在乾隆四年，刊书在道光十五年。）

10.《洄溪医案》治毛姓痰喘，乃上实下虚证，用清肺消痰饮，以人参一钱，切小块送下，二剂而愈。毛曰：徐君学术固深，但人参切块之法，此聪明人以之炫奇耳！后病复作，照前方加人参入煎，而喘愈甚。复延徐，谓：服旧方而病有加。徐曰：得非人参与药同煎耶？曰：然。曰：宜其增病也。仍以参作块服之，亦二剂而愈。盖下虚固当补，但痰火在上，补必增剧，唯作块后入，则参性未发，而清肺之药已得力，迨过腹中，而参性始发，已达下焦，方有益而无害也。此等治法，古人有行之者，特不察耳？

按：清肺消痰饮加人参，方也；参切块吞下，法也。古人有方必有法，如桂枝汤服已，须啜热稀粥，以助药力而取汗。附子泻心汤，附子用煎，三味用泡，扶阳欲其熟而性重，开痞欲其生而性轻也。若此之类，不胜枚举，其方其法，丝丝入扣，细心体会，妙义始见。族侄柏堂，长余十八岁，谓余言，二十一岁时，酒后寐中受风，遍身肌肤麻痹，搔之不知痛痒，饮食如常。时淮阴吴鞠通先生适寓伊家，请诊。吴用桂枝汤，桂枝五钱，白芍四钱，甘草三钱，生姜三片，大枣两枚，水三杯，煮二杯，先服一杯，得汗止后服，不汗再服，并嘱弗夜膳，临睡腹觉饥，服药一杯，须臾啜热稀粥一碗后，覆被取汗。柏堂如其法，只一服，便由头面至足，遍身絷絷得微汗，汗到处以手搔之，辄知痛痒，次日病若失。此用古方古法也。假令此证知[①]用桂枝汤[②]，而不知啜热稀粥，恐未必得汗，即使稍有汗，而去病岂能若是之尽且速耶？

11.《慎斋遗书》曰：一妇泄泻，两尺无神，此肾燥不合也。医用茯苓、益智仁即发晕。因用肉苁蓉三钱以润之，五味子八分以固之，人参一钱以益其气，归身八分以养其血，白芍、甘草以和其中，炮姜二分以安其肾，二帖效，十帖愈。丸即前方加倍，蜜丸。张东扶曰：余因慎斋"肾燥不合"之语，因思精滑一证，理亦同情。盖肾属水，水亏则燥，水燥则无以养肝，木无水养，则燥而生火，肾既失其封蛰之职，不合而开，肝遂恣其疏泄之性，因开而泄，愈泄则愈燥，愈燥则愈开，此时徒清火，徒兜涩，无益也。必用润药润其肾，则燥而不合者可以复合，而且肝得所养，火亦不炽，何致疏泄之性，一往一返哉？立方之法，润肾为君，而兼用清肺补肝之品。

按："肾燥不合"一语，未经人道，似奇创，然具有至理。凡物润则坚密无缝，燥则绽裂有痕，肾开窍于二阴，肾耗而燥，其窍开而不合矣。

12. 白芍药性功能，诸本草持论不一，何所适从，不可不详考细辨也。愚以邹润安先生《本经疏证》疏白芍最为透彻，为节录之。

曰：天道下济而光明，故阳欲其下；地道卑而上行，故阴欲其升。阳不下济，则旁出四射；阴不上升，则坚凝寒冱[③]。然有阳不交阴者，有阴不交阳者。阳不交阴，下不济，则阴遂寒冱，法

① 知：当为只。

② 桂枝汤：当为桂枝汤类方。

③ 冱（hù）：寒冻、冻结，闭塞。

当引阳就阴，使其下济，四逆、吴萸等汤证是也。阴不交阳，不上行，阳遂旁出，法当破阴布阳，使其上行，附子、真武等汤证是也。当用白芍不用白芍，可以窥其际矣。用白芍者，又有水与寒之分。水性流动，故激射四出；寒性坚凝，故定止不移动。故或咳或利或呕，则应之以生姜，使追逐四出之邪，不动则体疼手足寒，骨节痛，则应之以人参，使居中而御侮。白术、附子之温燥，以补阳光，消阴翳。茯苓通利以开其出路，而用白芍开通凝结，则同盖阴不开阳不入，反足以助泄越者有之矣，讵[①]非此一味为之枢机耶？又云芍药开阴结，大黄开阳结，故肠中燥结则用承气，腹中满痛多用芍药。若心下满痛，病在上焦之阳结，则当用陷胸，而芍药在所忌矣。又《重庆堂随笔》曰：白芍是开泄之品，仲圣谓太阴病脉弱，其人续自便利，设当用大黄、白芍者，宜减之，以胃气弱易动故也。故滞下为病乃欲下，而窒滞不通者，白芍宜用。今人误以为酸敛用以治虚泻，殊欠考也。唯土受木乘而泻，用之颇宜，此说甚善，附录之。

13.《千金方》言：凡人好患齿痛，多由月蚀夜飡[②]饮之所致，识者深宜慎之。所以日月蚀未平时，特忌饮食。

按：此说知者不多，为拈出。又养生家言：今人漱齿，每以早晨，是倒置也。凡一日饮食之垢，积于齿缝，当于夜晚刷洗，则滓秽尽去，故云："晨漱不如夜漱。"

14.《本草》谓猪肉助火生痰，发风动气，于人有损无益。邹润安先生谓坎为豕，在地支则属亥，不但养胃，其补肾水有专能。《本草》损人之说，汪讱庵先生亦不以为然，唯脾虚湿盛之

---

① 讵（jù）：岂，怎。

② 飡：音义同"餐"。

人，有酿痰滑泻之弊，时疫流行之际，有壅浊召疾之虞耳。制为兰熏，俗呼火骽[①]，补虚开胃，病后最宜。

按：古人以猪肉作药物者绝少，顷阅《续名医类案》中一则，特录出。汪赤崖治张姓夏月途行受暑，医药半月，水浆不入，大便不通，唇焦舌黑，骨立皮干，目合肢冷，诊脉模糊，此因邪热熏灼，津血已枯，形肉已脱，亡可立待。若仅以草木根皮滋养气血，何能速生？嘱市猪肉四两，粳米三合，用汁一碗，又梨汁一杯，蜜半杯，与米肉汁和匀，一昼夜呷尽，目微开，手足微动，喉间微作呻吟。如是者三日，唇舌转润，退去黑壳一层，始开目能言，是夜下燥屎，脉稍应指，再与六味汤加减，匝月而愈。

又按：族兄云涛病痰饮气喘，身躯肥胖，行不数武，辄喘甚，因偕同志聘吴鞠通先生来绍，时道光乙酉也。吴以大剂石膏、半夏等，治之数月，喘渐平，痰亦少，身躯顿瘦，愈后即登高亦不作喘，案载《吴氏医案》中。鞠通先生归淮阴，濒行时，嘱弗食猪肉。后偶食之，即觉痰多，身躯复骤胖，嗣后终身不敢食猪肉，此痰湿证忌食猪肉之一征也。

又按：失音证忌食火骽及皮蛋，余亲见患失音人食二物增剧。

15. 疟证以日作者轻，间日者重，此不可拘。若日作而寒热之时短，其势又不甚，则诚轻。倘势盛而时又长，反不如间日者，尚有休息之一日也，胡可云轻？又疟发渐早为易痊，渐晏为未止，亦不可拘。如发渐早而热退之时照旧，则其寒热加长矣，愈长则正气虚而加剧。如发渐迟而热退之时照旧，则其寒热渐短矣，短则邪气渐衰而自止。又夜疟皆云邪入血分，当用血药，以提其邪，说固可通，景岳归柴饮，鼓峰香红饮，二方俱佳。然初

① 骽（tuǐ）：古同“腿”。

起在夜，嗣后不早不晏，始终发于夜者是也。设躔前渐近日昃，缩后已至日出，皆不得谓之夜疟矣。此《古今医案按》疟门中案语也。此语亦未经人道过，殆学问与阅历俱深得此不刊之论。《古今医案按》为嘉善俞东扶先生（名震）所著，嘉庆时人。余于坊间破簏中购得一本，前后皆破烂，仅剩中间数页可卒读，迨遍觅全书竟不可得。

16. 营卫之气，出入脏腑，流布经络，本生于谷，复消磨其谷，营卫非谷不能充，谷非营卫不能化。是营卫者，生身之大关键，不特营卫自病当注意，即脏腑有病，亦当顾及营卫也。《内经》谓：五脏之道皆出于经隧，以行血气，血气不和，百病乃生，是故守经隧焉。夫所谓经隧者，非营卫所行之道路乎？出于经隧，以行血气者，是由内而外行于营卫。血气不和，百病乃生者，是由内而外行之血气，或行之不及，或行之太过，或偏于营，或偏于卫，皆为不和也。行之不及，则内不化而外不充，行之太过，则枝强而干弱，偏于营则阴胜，偏于卫则阳胜，百病乃生，自然之理也。是则营卫岂不为生身之大关键哉！

医者治病，遵《内经》守经隧之训，加意于营卫也可矣。《金匮要略》中言营卫者不一，而足其义精奥，细读深思始见。即如痢疾一证，有寒热表证者，咸知有关于营卫。此外则以病轻在腑，病重在脏，罔不谓内病也。而孰知王肯堂先生论痢之旧积、新积，归重于营卫，《内经》守经隧之一语，此其一端欤。取其明白易晓，特拈出以印证之。其言曰：积有新旧之分。旧积者，气血食痰所化也。新积者，旧积已去，未几而复生也。然旧积宜下，新积禁下，其故何也？盖肠胃之熟腐水谷，转输糟粕者，皆营卫洒陈于六腑之功。今肠胃有邪，则营卫运行之度为之阻滞，不能施化，故卫气郁而不舒，营气涩而不行，于是饮食积痰停于胃，糟粕留于肠，与气郁血涩之积相夹而成滞下矣，必当下之，以通其壅塞。既下之后，升降仍不得行，清浊仍不得分，则卫气复郁，营气复涩，又复成新积，乌可复下之乎？但理其卫气，并和其营血，以调顺阴阳，则升降合节，积亦不滞而自化矣。

17. 澹寮治病，往往药用一冷一热，半生半熟，取分利阴阳之义。余每仿其法，如百沸汤和新汲水，名阴阳水。治霍乱，以之煎治疟药，药似得力，盖生升熟降，同一药而稍异其性也。独酸枣仁生用治多眠，熟用治不眠，生熟之性，有大相径庭者。《内经》谓：卫气不得入于阴，常留于阳，阳气满，阳跻盛，阴气虚，故目不能瞑也。卫气留于阴，不得行于阳，阴气盛，阴跻满，阳气虚，故目闭也，此不眠、多眠之故也。酸枣仁，味酸辛甘，生用其味辛胜，炒熟用其味辛逊。多眠是阴胜于阳，宜疏阴为先，所以生用；不眠是阳胜于阴，宜益阴为先，所以熟用。然阳滞于阴则多眠，阳不入阴则不眠，生用、熟用之异，仍不出生升熟降之义。

18. 凡病难于末治，前人有言如孔中过鼠，全身已出而尾不能出。一人伤寒愈后，饮食一切如常，唯略受风便作寒热，遍药无效。薛生白先生诊治曰：贼去而未关门者，用玉屏风散。数服，果痊。一暑风证，退庵用辛凉无效，因其烦躁不安，用大黄下之，一剂而愈。次日，忽目赤舌红，咽痛如刺，服西瓜痛缓，少顷复痛。因思其痛虽甚，只宜轻清，乃用灯心二十茎，竹叶心二十个，以清心火，大甘草三片，以甘缓之，煎半杯，才服即合眼酣睡，觉则其痛如失，此皆脱尾之法也。此退庵居士语。居士姓黄名凯钧，嘉善人（著有《友渔斋医话》六种，书刊行于嘉庆壬申年)。

按：所治暑风证，用大黄下后，未免有遗邪在于上焦，继则专治其遗邪耳。

19. 开泄则伤阳，辛热则伤阴。虚损证夹风寒，用药难措手者在此，即如阴虚人患咳嗽，津液素亏，邪又内袭，用药颇不易。唯《局方》款冬花散，于麻黄、杏仁、甘草中加阿胶、贝母、桑叶、知母、款冬、半夏，杂清润于辛温之内。凡阴虚邪伏者，服之最宜。此方从《千金》麦门冬汤、五味汤脱化而出。不知其义者，以为药品庞杂，医家不敢用而病家不敢服耳。

20. 余友陈载安名堃，借余薛生白先生《膏丸档子》一卷。世无刻本，内载膏丸诸方，或有案，或无案，有古方，有新方，间有药品考。盖生白先生当时存记之档子也，摘录数则备采。

左目螺障，不必治；右目胬肉攀睛，宜保护，勿致侵掩瞳神为妙。盖缘其由内眦来者，全属内伤，大抵痘时攻补失宜故耳。宜从孙真人三豆之法以求其本，加以许学士去障之丸以消其翳，外施点药以除障。三豆膏方：大黑豆、小赤豆粉、绿豆各三升，枸杞子、甘菊花去蒂各八两，上药洗净，用清井水熬三次，并和蚕绵重滤极清，瓦器内慢火收膏，收尽水气，入炼白蜜四两，收成瓷瓶装好。每服一调羹①挑口内，开水送下。

又丸方：许学士治痘后毒气攻眼致生翳膜外障，服之逐渐消退，不犯刀针。方用青葙子、防风、枳壳各一两，细辛、茺蔚子、黄连各五钱，泽泻、枸杞子、石决明、生地各一两五钱，当归、车前子、麦冬各二两，上各取净末。炼蜜，为丸，桐子大，每服三钱，食后米饮汤送下。

① 调羹：绍兴俚语，即汤匙。

又点眼方：炉甘石银罐内煅赤透，川连一钱，煎汤淬之，再煅再淬七次，水飞净末；八钱硼砂研细，水飞，再研、再飞三次，净末；一钱冰片，研细净末；五分熊胆，研细净末；一钱海螵蛸，研细水飞，再研、再飞七次，净末一钱。上药各研至无声，并和，再研如尘为度，紧紧装好，弗令泄气。每用簪脚蘸少许点入右目内眦，日点二三度。

治三十六种疯神授方：大虾蟆[①]（一双金眼、头起肉角者佳，贮瓷瓶内饿七日），真陈蕲艾捡净五钱，安息香研细四钱，山东葱头四枚长四寸，莲须劈开。上四件，丝绵囊之，贮瓷瓶内，用无炭陈酒五斤入药在内，重汤煮香三炷，放窖十日，随量温饮，尽一料即愈，极多不出三料，此神授方。

《圣济总录》载有肾脏虚寒，气攻心腹，肋痛之说，尊体偏现有偏疝，脉又虚寒，则与此条甚合。其注云：以金匮肾气丸主之，则当遵此法，而立方也。大熟地八两，怀药四两，茯苓三两，萸肉、丹皮、泽泻、车前子、牛膝、北五味、杜仲、补骨脂、核桃霜各二两，交趾桂（生研）、淡附子各一两五钱。上十四味共三十六两，净末，炼蜜为丸，桐子大，每服四钱，空心，用人参一钱煎汤送下。

荡胞丸：凡屡屡半产后即以此丸服七朝，谓之前七朝。丹皮、桂枝、赤芍、茯苓、桃仁各等分，生研，醋面为丸，桐子大，每服二百丸，紫花、益母草三钱，煎汤送下。

玉环丸：凡屡屡半产后服前丸七朝，接服此丸七朝，谓之后七朝。生地切片同生姜炒，去姜，丹参酒洗、炒各四两；阿胶、蒲黄炒、全当归醋炒各三两；四制香附炒黑、赤芍酒炒各二两；

---

① 虾蟆：即蛤蟆。

川芎、童便、炒蕲艾各一两；鸡蛋二个同煮，水干，炒黑。上为末，酒面糊丸，桐子大，每服二百丸。

曩[1]见猴宝者，形如弹丸，色青黯，无声臭，据云：摩金疮立愈。访之，土人云：是山中老猴被猎者所射，拔箭逸去，能识异草，嚼取罨之，草汁与血凝结皮毛中，久而成者。后复获之，知其有此宝，杀而取之，是则用以摩金疮，亦格其理而用之者也。

按：王孟英所刊《重庆堂随笔》内载薛氏变理十全膏、参香八珍膏二方，方甚平妥，然皆寻常补药，而方后极意铺张，阴阳有形无形、刚健柔顺，诸大议论。查档子原本，初无方名，一标为大人方，一标抚署五太爷如夫人方。大抵贵显人，喜服补药，以寻常药品，故著大议论，投其所好也。夫乃知应酬世故，贤如薛氏，犹未能免，随笔采入此二方并撰方名，殆欲为奉承贵人，作蓝本耶。

前录荡胞丸、玉环丸，随笔亦采入，注曰半产之因，不一补虚清火，夫人知之。唯胞宫留瘀致堕者，世罕论及，录此二方以补未备方，名荡胞，义自显然。但药非峻烈，虽与荡胞汤同名，而纯驳缓急大不侔矣，此注先得我心敬服。

21. 短气与少气有辨。少气者，气少不足于言。《内经》云：言而微，终日乃复言者，此夺气是也。气短不能相续，似喘非喘，若有气上冲，故似喘而不摇肩，似呻吟而无痛是也。《金匮要略》曰：平人无寒热，短气不足以息者，实也。无寒热，无表邪，可知其短气不足以息者，非关邪束于外，毛窍有阻，而息道为之不利，盖由里气因邪而实，或痰或食或饮，碍其升降之气致

① 曩（nǎng）：过、往之意。

然耳，此条当与第六[①]条参看。

22. 学医犹学奕也，医书犹奕谱也。世之善奕者，未有不专心致志于奕谱，而后始有得心应手之一候。然对局之际，检谱以应敌，则胶柱鼓瑟，必败之道也。医何独不然？执死方以治活病，强题就我，人命其何堪哉？故先哲有言曰：检谱对奕奕必败，拘方治病病必殆。昔苏文忠公在黄州以圣散子方治民间疫病，多神效；到惠州，复用不效而反剧。盖圣散子辛热发散之药只能治寒疫[②]，而不治他疫也。丹溪朱氏亦曰：古方新病，安有能相值者？泥是且杀人。由是言之，世所传经验单方，往往仅标治某病，而不辨别脉证，其间清和平淡之品，即不对证，试用当无大碍。若刚暴猛烈之药，用者尚其慎之。余亲见一妇人，用密陀僧截疟疾，一男子用蕲蛇酒治痛风，皆顷刻告殂[③]，与服毒无异。又张石顽先生曰：或闻近世治黄疸病多用草头单方，在穷乡绝域，犹之可也。城郭愚民，亦多效尤，仁人鉴此，岂不痛哉？尝见有服商陆根、苦匏酒、过山龙、雪里青、鹿葱等汁，吐利脱元而死者，指不胜屈。曾有孕妇病黄，误用瓜蒂搐鼻，呕逆喘满，致胎息上冲，惨痛叫号而毙。设当此际，得何法以救之耶？答言：是皆宿孽使然，与飞蛾触火无异。欲救之者，唯广行刊布，垂诫将来，勿蹈前辙，庶不失仁人之用心，欲手挽已覆之车，吾未如之何也。

按：此则草头单方之误人，为祸尤烈。第瓜蒂搐鼻治黄，是仲圣法，因不知孕妇应忌，而误用致毙。拘方治病病必殆，斯言

① 六：原文脱，据前后文义加。

② 圣散子……治寒疫：庞安时《伤寒总病论》有记载。

③ 殂（cú）：死亡。

洵不诬矣。至用商陆根等，犹举其名，当其误用时，或能知何药之误，尚可设法解救。特有一种以草药治病者，辗转传授，谬称秘方，仅识其形状气色之草药，采而用之。在用者自己，尚不能举其名，而且先揉捣之，使人莫能辨识，故神其说以惑人。治或得效，则群相走告，诧为神奇。随后凡遇是病，以为业经试验之方，放胆用之而不疑，一服未效，再服、三服，殊不知效于此者，未必效于彼。以病有浅深，体有强弱，证有寒热虚实，断不能执一病之总名，而以一药统治之也。且草药之用，往往力专而性猛，药病偶或相当，其奏功甚捷。一不相当，亦祸不旋踵，深愿世之明哲保身者，守未达不敢尝之训，万弗以性命为试药之具，并转劝诫，俾共知用药治病，虽专门名家，尚须详细体察，讵可轻服草药，存侥幸之心，致蹈不测之祸哉！

23. 楼全善先生《医学纲目》治血崩类用炭药，以血见黑则止也。香矾散用香附醋浸一宿，炒黑为炭存性，每一两入白矾二钱，米饮空心调服，一法用薄荷汤更妙。许学士曰：治下血不止，或成五色崩漏，香附是妇人圣药，此气滞者用行气炭止之也。五灵脂散治血崩，用五灵脂炒，令烟尽，为末，每服一钱，温酒调下；一法每服三钱，水、酒、童便各半盏煎服，名抽刀散，此血污者用行血炭止之也。荆芥散治血崩，用麻油多著灯心，就上炒荆芥焦色，为末，每服三钱，童便调下，此气陷者用升药炭止之也。治崩中不止，不问年月远近，用槐耳烧作炭，为末，以酒服方寸匕，此血热者用凉血炭止之也。如圣散治血崩，棕榈、乌梅各一两，干姜一两五钱，并烧炭存性，为细末，每服二钱，乌梅酒调下，空心服，久患不过三服愈，此血寒者用热炭止之也。棕榈、白矾煅为末，酒调服每二钱，此脱者涩炭止之也。

按：同一血崩证，同一用炭药，而条分缕析，有如是治病用药，首贵识证，可一隅三反矣。

24. 吴渭泉治大便燥结，粪后便血，用生豆腐浆七分，荸荠汁三分，共一茶碗，将豆腐浆熬滚，和冰糖少许，冲荸荠汁，空心温服。盖荸荠甘寒而滑，开胃消食，除热止血；豆浆乃清热散血，下大肠浊气。又《鸡鸣录》治女人带下属湿盛者，松石猪肚丸，每早淡豆腐浆送服三钱。又仁和何惠川辑《文堂集验方》治痰火年久不愈者，用饴糖二两，豆腐浆一碗，煮化，多服即愈。又鸡蛋豆腐浆冲服，久则自效，盖鸡蛋能去喉中之风也。余治一幼童喉风证，与清轻甘凉法，稍加辛药，时止时发。后有人教服鸡蛋，顶上针一孔，每日生吞一枚，不及十枚，病愈不复发，此鸡蛋能去喉风之一征。

25. 人身内外作两层，上下作两截，而内外上下，每如呼吸而动相牵引。譬如攻下而利，是泄其在内之下截，而上截之气即陷，内上既空，其外层之表气连邪内入，此结胸之根也。譬如发表而汗，是疏其在外之上截，而在内之气跟出，内上既空，其内下之阴气上塞，此痞闷之根也。识此，在上禁过汗，在内慎攻下之法，后读仲圣《伤寒论》结胸及痞塞诸证，则冰消雪化矣，此高学山先生《伤寒尚论篇》辨似中语。自昔名医，无不以阴阳升降盈亏消长，而为剂量准。如上所云，误下变结胸，是阳凑于阴也。误汗作痞闷，是阴乘于阳也。盖阴阳各有定位，升降自有常度，此盈者彼必虚，此消者彼必长。《内经》曰：益其不足而损其有余。《生气通天论》曰：阴平阳秘，精神乃治。又曰：得其要者，一言而终，不得其要，流散无穷。医事之补偏救弊，变化生心，端在是矣。缪宜亭先生医案中引卢氏之言曰：不得横遍，转为竖穷。此二语甚妙。横遍者，自内而外，由阴出阳也；竖穷者，直上直下，过升过降也，此阴阳升降盈虚消长之理也。推此二语，为妄撰数言于后，质之高明：下既不通，必反上逆；不得上达，转为横格；上游塞阻，下必不通；中结者，不四布；过泄者，必中虚。

26.《鸡鸣录》治噎膈方，用川黄连去毛细切，二两，以水九碗，煎至六碗，再加水六碗，煎至三碗；下赤金、纹银各一锭，每重二两，浸汤内；大田螺五十个，洗净，仰置盘中，以黄连汁挑点螺靥，顷刻化水，用绢滤收半碗。将田螺水同黄连汁、金、银共入瓷锅内，煎至碗半。下芦菔[1]汁小半碗，无芦菔时，以芦菔子煎取浓汁用，同煎至碗半。下韭汁小半碗，次下侧柏汁小半碗，次下甘梨汁小半碗，次下竹沥小半碗，次下莹白童便小半碗，俱以煎至碗半为候。将金、银取起，醲[2]白人乳一大碗，次下羊乳一大碗，次下牛乳一大碗，俱以煎至一碗为候。成膏，入瓷罐内，封口埋土内一伏时。每用一茶匙，开水调服，极重者三服必愈。如汤水不能进者，将膏挑置舌上，听其渗入咽喉，自能饮食，但愈后须食糜粥一月，方可用饭。此方清火消痰，去瘀下气，养营润燥，系京口何培元家秘传，能挽回垂绝之证，故顾松园《医镜》名曰再造丹。

按：《内经》曰："三阳结为之膈。"三阳结者，大肠、小肠、膀胱热也。小肠结热则血脉燥，大肠结热则后不圊[3]，膀胱结热则津液涸，三阳俱结，前后秘涩，下既不通，必反上逆，此所以噎

① 芦菔：即萝卜。

② 醲（nóng）：古同"浓"，也通"脓"。

③ 圊（qīng）：意即厕所，喻便结。

食不下，从下而逆上也。又昔人指噎膈为血液枯槁、沉痼之疾，非大剂无济于事。此方制法颇精，煎膏醲厚，药力甚大，正合喻嘉言先生所谓“能变胃而不受胃变”之义，良工调剂之苦心，有如是夫！又缪仲醇先生秘传噎膈膏，人参浓汁、人乳、牛乳、梨汁、蔗汁、芦根汁、龙眼浓汁，上七味，各等分，加姜汁少许，隔汤熬成膏子，炼蜜，徐徐服之，其效如仙丹。按前方之义与缪氏同，似从缪氏方化出。

27. 毛枫山先生《经验方》载：龙眼核研细末，治刃伤血出，甚效，惜诸本草不载。阅薛生白先生医案治鼻血昏晕，用生地、犀角、广圆核、侧柏叶，共末，蜜丸。早服五钱，晚服三钱，开水下。可见龙眼核治血，不特外敷，且可内服。又《蓬窗录验方》：烟管戳伤咽喉，最为重症，用龙眼核去黑皮，焙捣极细，笔管吹患处，即定痛止血，并治金刃跌伤诸出血，愈后无瘢，仍生毛发，名骊珠散。

28.《彻剩八编内镜》曰：身内有三贵，热以为生，血以为养，气以为动觉，故心、肝、脑为贵，而余待命焉。血所由生，必赖食化，食先历齿刀，次历胃釜，粗细悉归大络，细者可升至肝脑成血，粗者为滓。于此之际，存细分粗者脾，包收诸物害身之苦者胆，吸藏未化者肾、脾也。胆也，肾也，虽皆成血之器，然不如肝独变结之，更生体性之气，故肝贵焉。心则成内热与生养之气，脑生细微动觉之气，故并贵也。或问三贵之生气如何，曰：肝以窍体，内收半变之粮，渐从本力全变为血，而血之精分，更变为血露，所谓体性之气也。此气最细，能通百脉，启百窍，引血周行遍体。

又本血一分，由大络入心，先入右窍，次移左窍，渐至细微，半变为露，所谓生养之气也。是气能引细血周身以存原热。又此露一二分，从大络升入脑中，又变而愈细愈精，以为动觉之气，乃合五官四体，动觉得其分矣。《主制群微》曰：人身湿热而已，热恒消湿，无以资养，则肤焦而身毁矣。故血者，资养之料也。血以行脉，脉有总曰络。络从肝出者二，一上一下，各渐分小脉至细微。凡内而脏腑，外而肤肉，无不贯串，莫定其数。脉之状似机，其顺者因血势而利导之，斜者留血毋退，横者送血使进也。脉之力又能存血，不合则坏血，合于痰，乃克顺流；合于胆，乃免凝滞；合于体性之气，乃启诸窍，导之无闭塞也。从心出者，亦有二大络，一上一下，细分周身，悉与肝络同。所不同者，肝引血、存血，此专导引热势及生养之路耳。心以呼吸进新气、退旧气，直合周身，脉与之应。少间不应，辄生寒热诸证。医者必从三部跃动之势，揣知病源，盖以此也。

脑散动觉之气，厥用在筋。第脑距身远，不及引筋以达，百肢复得颈节膂髓，连脑为一，因遍及也。脑之皮分内外层，内柔而外坚，既以保存生身，又以肇始诸筋。筋自脑出者六偶，独一偶逾颈至胸下，垂胃口之前。余悉存项内，导气于五官，或令之动，或令之觉。又从膂髓出筋三十偶，各有细筋旁分，无肤不及，其与肤接处，稍变似肤，始缘以引气入肤，充满周身，无不达矣。筋之体，瓤其里，皮其表，类于脑，以为脑与周身连接之要约。即心与肝所发之脉络，亦肖其体，因以传本体之性于周身。盖心、肝与脑三者，体有定限，必借筋脉之势，乃能与周身相维相贯，以尽厥职。否则，七尺之躯，彼三者何由营之卫之，使生、养、动觉各效灵哉？无可注曰：此论以肝、心、脑、筋立言，是《灵》《素》所未发。

以上二则从《医学丛书》中抄出。李，宁波人，官江苏知县，盖精于医者也。余曾摘录之，兵燹①后，余俱遗失，唯剩上二则，出于何书不能记忆矣。其说与泰西所著《全体新论》等书所论略同。而泰西诸书，与王勋臣先生所注②《医林改错》所论亦略同。

按：泰西医书与《医林改错》，为医家所当参阅，以目稽胜于悬揣也。然其言脏腑之功用及气机之流行，不无可议处。《重庆堂随笔》评泰西书，信其可信，阙其可疑，两言韪矣。仁和徐然石书《医林改错》后曰，《易》云：天地定位，山泽通气。人身躯壳以内，物位之定也。饮食之化精、化液、化血、化大小便，气之通也。信先生明位之定而执之，窃疑先生未能扩气之通而充之也。此数语亦中肯。余尝窃意将中外医书交互研订，著为《中西医书合参》一书，以资考证。学识弇陋，年力就衰，自问不胜厥愿，任徒抱虚愿耳。

29.《内经》言：胃中悍气，循咽而上冲头中，外行诸窍。可知头汗出者，湿热随胃中悍气上蒸故也。又人逢饮食辄头汗出，甚者头上热气蒸腾如烟雾，俗为之“蒸笼头”。此殆饮食入胃，饮气、食气辄随胃中悍气上冲，是天禀然也。

30. 何西池先生《医碥》煎药用水歌曰：急流性速堪通便，宜吐回澜水最宜（即逆流水）。百沸气腾能取汗，甘澜劳水意同之。黄虀③水吐痰和食，霍乱阴阳水可医，新汲无根皆取井，除烦去热补阴施，地浆解毒兼清暑，腊雪寒冰热疫奇。更有轻灵气化水，奇功千古少人知。堪调升降充津液，滋水清金更益脾。

---

① 燹（xiǎn）：野火也。多指兵乱中纵火焚烧。

② 注：当为著。

③ 黄虀（huángjī）：亦作“黄齑”，指咸腌菜。

按：甘澜水用水置盆，杓扬万遍，亦名劳水。古人言水性咸而体重，劳之则甘而清，取其不助肾气而益脾胃也。又言扬之万遍，取动极而静之义，愚谓后说近是。试取仲圣所用甘澜水方细绎之，其义自见。气化水者，以水蒸汗，如蒸花露法，一名气汗水，一名水露。《素问·阴阳应象大论》谓：地气上为云，天气下为雨。上为云者，水化为气也；下为雨者，气化为水也。水化为气，则津液上腾，可润上燥。气化为水，则膏泽下布，可滋下涸。用水蒸气，气复化水，有循环之妙理，得升降之玄机，不但可取以煎药，燥火证口渴者，取而饮之，不亦宜乎？

31.《鸡峰普济方》五噎诸气论曰：此病不在外，不在内，不属冷，不属热，不是实，不是虚，所以药难取效。此病缘忧思恚怒，动气伤神，气积于内，气动则诸症悉见，气静则疾候稍平。手扪之而不得疾之所在，目视之而不知色之所因，耳听之而不知音之所发。故针灸、服药，皆不获效，此乃神思（原本作意字）间病也。

顷京师一士人家，有此疾证，劝令静观内养，将一切用心力事委之他人，服药方得见效。若不如是，恐卒不能安，但依此戒，兼之灼艾膏肓与四花穴，及服此三药，可以必瘥。孙真人云：妇人嗜欲多于丈夫，感病倍于男子，加以慈恋爱憎，嫉妒忧恚，染著坚牢，情不自抑，所以为病根深，疗之为难瘥。

按：神思间病，乞灵于药物，窃恐卢扁亦谢不敏。凡遇此等病，苟非其人染著坚牢，总当谆切相劝，令其静观内养。推古昔仁人之用心，谅不仅书一纸方，便了厥事也，第“静观内养”四字，谈何容易？唯夙具根器者，始能领略耳。至诸医书类列养生一门，非不详尽然，求其简切易行而无流弊者。愚意以为仁和何惠川先生所辑《文堂集验方》内一条最妙，录后以供众览。

彦晖质鲁学浅，尠[①]有所知，尝举此条质诸一二老友之喜谈心学者。谓：条内自审此念因何而起，一语妙谛无穷，却病其小焉者也。海内不乏明眼，然乎？否乎？《集验方》曰：凡虚损证由劳力过度而成者，得安养药食之功，尚在易治。若由偏性七情六欲而成者，药力之功居其三，唯静养之功，方可回天。随分忘其家业，住于安间之所，清心寡欲，去其酒色财气之私心，清晨醒即起（醒而再睡易于神驰而昏乱），物我相忘，安神静坐，若有妄想即徐步。自审此念因何而起，如何而止，与身心无益之念去之，静则再坐，动则再步（此即道经之回光也），如此行一炷香，少顷再行，必得心息相依。呼吸自然，坐时以口生津液，坐起周身筋骨舒畅为验，人之精华上注于目，此人身之大关键也。试细思之，一日不静坐，此光流转何所底止；若一刻能静坐，万劫千生，从此了彻，此妙谛也。然工夫下手，由浅入深，总以不间断为妙，工夫始终如一（依此法参之可以超凡入圣，岂特却病而已哉）。即行、住、坐、卧皆要安神内守，行之半月，即有奇功，加之善愿助之，可以希仙矣。若徒服奇药，或逆气闭息，非徒无益而有害。

32.《玉堂间话》载：长安有一家于西市卖饮子，用寻常之药，不过数味，亦不娴方脉，无问是何疾苦，百文售一服，千种之病入口即愈，盖福医也。余谓：不娴方脉而市利百倍，是诚福医。第千种之病入口即愈，乃病者之福也。

33.《重庆堂随笔》谓木通味苦，故泻心火由小肠出，诸本

---

① 尠（xiǎn）：稀有的，罕见的。同“鲜”。

草皆云甘淡，或言微辛，岂诸君不但未经口尝，且刍荛[①]亦未询乎？

按：木通古名通草。今之通草，古名通脱木。云木通味甘淡，或通草之传误未可知。其实今之木通味极苦且劣，世谓黄连是苦口药，殊不知黄连之味苦而清，木通之味苦而浊。叶氏医案以芦荟入汤剂，徐氏批曰：请自尝之，方知其苦。愿以斯语移之木通，且木通性极迅利，不宜多用。余友沈杏田言，曾见一小儿，误服重剂木通汤药，小便遂不禁，继之以白膏如精状，叫号惨痛而死，死后溺窍端犹有精珠数粒。用木通者，其审慎之。

34.《续名医类案》许宣治一儿，十岁，从戏台倒跌而下，呕吐苦水，以盆盛之，绿如菜汁。许曰：此胆倒也，跌翻而下，胆汁倾尽则死矣。方用温胆汤加枣仁、代赭石正其胆腑，可名正胆汤，一服吐止。昔曾见此证，不知其治，遂不救。

35. 医话不知始于何人，殆滥觞于诗话而有是目。余所见者，《愿体医话》《友渔斋医话》《柳洲医话》《潜斋医话》凡四种。《愿体医话》中多载良方，唯前列医话十二则，故一名《愿体医话良方》。《友渔斋医话》则分一览延龄、橘旁杂论、上池涓滴、肘后偶钞、证治指南、药笼小品为六种。《柳洲医话》乃王孟英辑魏柳洲先生玉横《续名医类案》中按语单方，为《柳洲医话》，故一名《柳洲医话良方》。《潜斋医话》则录简效方于前，载医话于后，故一名《潜斋简效方》。同一医话，其体例不同有如是。余自冠岁后，辄喜读医书，有所见闻，随手识之，间附以心得，以备他日之参考，然已遗失者多矣。戊寅秋，杜门养病，因捡旧

---

① 刍荛（chú ráo）：意为割草打柴，也释为割草打柴的人。

笥[1]，得若干条，命儿子录出成帙，重为芟[2]润之，标其目为《医话稿》。盖话所见，话所闻，并话所得，拉杂不分门类，亦全无体例也。称稿者，明非定本也。条首编以数目字者，欲教我者有可专指，且前条于理有误，后条可纠正。于义未清可重申；有意同者可参合，有引证者可披寻，所以清眉目也。引用书有购求数年而始得，有辗转借阅者，世少传本之书，均记作者姓氏年世，思存古书之名目也，先得二卷。于逝者三十余年，今则垂垂老年，不敢自废弃意，歉然也。

鲁贺两门人怂恿付梓为力，却之姑腾清本，然正有道倘不鄙弃陋，指其谬疵而进以高深，则幸甚！幸甚！

于海内明贤倘不鄙弃陋，指其谬疵，是为此生之大幸也。

36. 治痢证用木香以开通郁滞，升降诸气，诚为佳品。然其气香而窜，其味苦而辣，宜于实证而不宜于虚证，宜于寒湿而不宜于暑热。其有湿热黏滞，稍加木香作佐使，宣通气液，未始不可。独怪近世治痢，不辨脉证，视木香为家常便饭，几至无方不用，甚且形销骨立，舌绛而光，阴涸显然，犹复恣用不已。近时痢证之死，于阴涸者诸多，皆由阴之体，当其病机化燥、化火之时，不知顾虑阴分，妄用辛温劫去津液，霆至不救。大约暗受木香之害者，不知凡众。目击心伤，特为拈出，医家、病家切须留意，本弗以余言为何难。吴鞠通先生言：近世以羌活代麻黄发汗，不知羌活之更烈于麻黄。试以羌活一两，煮于一室，两三人坐于其侧，其气味之发泄，弱者辄不能受。余谓煎剂中有木香一钱或

① 笥（sì）：盛饭或衣物的方形竹器。

② 芟（shān）：割草，引申为除去。

八分在药铫[①]内，则满室触鼻皆闻木香气，如此雄烈之品，虚弱人、燥热证曷克当之。（一人患痢月余，更加食入作呕，阅前方统计服过木香三两余。余用甘寒养胃加旋覆、代赭石、人参、石莲肉等，先止其呕，继仿驻车丸法以除痢。本草言阴火冲上者忌木香，此证以多用木香致胃火上冲。）

37. 陆桴亭先生曰：导引之术不得其正，也能害生。余亲见学导引者，或腹内作声音，或脐中出气，或吐血发狂，种种不一。尤习学旁门，则不能禁，悲也。学养生者宜知之（《思辨录辑要》）。此条应否接上，应如何接法求酌正。

① 铫（diào）：煮开水、熬东西用的器具。一音 tiáo，古代兵器。一音 yáo，古代一种大锄；姓。

存存斋医话二集

会稽赵彦晖晴初著

1.《愿体医话》曰：今创一议，无论内外大小，一年之中，岂无一二奇证？若怀之胸臆，则近于秘道不传，若登之枣梨又碍于少难成帙，何不于三五知己中，每于岁底，各出所治奇病，观何证服何药，如何疗如何愈，共成一卷，以为医案。多年增广，亦是不朽之举，庶使后人有迹可循，而无识认不真之憾矣。功不在卢扁下也。然近日又有一种时弊，凡遇疾病危险，诸医会集，其中学术平常者，不过轻描淡写；而识见高明者，若欲另立意见，唯恐招人妒忌，万一不效，又虑损名，瞻前顾后，亦是大同小异了事。殊不知上天赋我聪明才智，若临证之际，不费一番思索，不用一番心血，代天宣化，救济苍生，只于此中求富贵，顾声名，以他人性命痛痒无关，生死听天，清夜思之，能无自愧？

按：《愿体医话》一卷为扬州史搢臣先生名典著，皆时医药石之言，多急救全生之法，孳孳为善，可谓无微不至。陈文恭公曰："史君饱谙世故，曲体人情，其言质直而透切，智愚易晓。"偶录一则，蔼然仁者之言，切中时弊之论窥见一斑矣。

2. 医事难矣哉，学识荒陋者无论矣。其在术精名重，日诊百十人，精神不逮，大意处辄复误人。盖晨夕酬应无少息，时索索无精思，昏昏有俗情，虽贤哲不免也。徐悔堂《听雨轩杂记》

云：乾隆壬申同里冯姓馆于枫桥蔡姓家，夏日蔡自外归，一蹶不起，气息奄然。因以重金急延薛生白先生诊，至则蔡口目悉闭，六脉皆沉，少妾泣于旁，亲朋议后事。薛曰：虚厥也，不必书方，且以独参汤灌之，遂拱手上舆[①]而别。众相顾，莫敢决。再延一苻姓医入视，苻曰：中暑也，当服清散之剂，参不可用。众以二论相反，又相顾莫敢决。冯曰：吾闻六一散能祛暑邪，盍[②]先试之。乃以苇管灌之，果渐苏，苻又投以解暑之剂，病即霍然。夫薛氏为一代之名医，只以匆匆一诊，未遑细审，并惑于少妾之旁侍，误以中暑为虚脱，几伤其生，医事不诚难乎其难哉！又《类案》载曾世荣先生治船中王氏之子，头痛额赤，诸治不效，动即大哭，细审知为船篷小篾[③]刺入囟上皮内，镊去即愈，苟不细心审视，而率意妄治，愈治愈坏矣。是故医家临诊辨证，最要凝神定气，反复推详，慎毋相对斯须，便处方药也。

3. 熊三拔《泰西水法》云：凡诸药，系草木果瓜谷菜诸部，具有水性者，皆用新鲜物料，依法蒸馏得水，名之为露，以之为药，胜诸药物。何者？诸药既干既久，或失本性，唯如用陈米为酒，酒力无多（若不堪久藏之物，尤宜蒸露密贮）。若以诸药煎为汤饮，味故不全，间有因煎失其本性者，若作丸散，并其渣滓下之，亦恐未善（然峻历猛烈之品，不得不丸以缓之）。

凡人饮食，盖有三化：一曰火化，烹煮熟烂；二曰口化，细嚼缓咽；三曰胃化，蒸变传化。二化得力，不劳于胃，故食生冷，大嚼急咽，则胃受伤也。胃化既毕，乃传于脾，传脾之物，悉成

① 舆（yú）：车中装载东西的部分，后泛指车。

② 盍（hé）：何不，表示反问或疑问；何故，为何；合，聚合。

③ 篾（miè）：意为劈成条的竹片，亦泛指劈成条的芦苇、高粱秆皮等。

乳糜，次乃分散，达于周身。其上妙者，化气归筋；其次妙者，化血归脉，用能滋益精髓，长养脏体，调和营卫。所谓妙者，饮食之精华也。故能宣越流通，无处不到，所存糟粕，乃下于大肠焉。今用丸散，皆干药合成，精华已耗，又须受变于胃，传送于脾，所沁入宣布，能有几何，其余悉成糟粕下坠而已。若用诸露，皆是精华，不待胃化脾传，已成微妙。且蒸馏所得，既于诸物体中最为上分，复得初力，则气厚势大，不见烧酒之味酿于他酒乎？

按：古人丸散汤饮，各适其用，岂可偏废。诸药蒸露，义取清轻，大抵气津枯耗，胃弱不胜药力者，最为合宜。其三化之说，火化口化，不必具论。胃化一言，深可玩味，盖饮食药物入胃，全赖胃气蒸变传化，所以用药治病，先须权衡病人胃气及病势轻重，此古人急剂、缓剂、大剂、小剂之所由分也。如骤病胃气未伤，势又危重，非用大剂、急剂不可。杯水舆薪，奚济于事，一味稳当，实为因循误人。倘或病人胃气受伤，无论病之轻重，总宜小剂、缓剂，徐徐疏沦，庶可渐望转机，以病人胃气已伤，药气入胃，艰于蒸变传化。譬如力弱，人强令负重，其不颠踣[1]者几希。

4. 上条言诸药蒸露，为轻清之品，气津枯耗，胃弱不胜药力者，最为合宜，请更申其说。马元仪先生曰：阴虚有三，肺胃之阴，则津液也；心脾之阴，则血脉也；肝肾之阴[2]，则真精也。液生于气，唯清润之品可以生之；精生于味，非黏腻之物不能填之；血生于水谷，非调中州不能化之。是则人身中之津液精血，皆属

① 踣（bó），泛指跌倒、摔倒，也指倒毙、僵死、破灭。

② 阴：原文为“经”，据上下文义改。

阴类，津液最轻清，血则较醲，精则更加厚矣。读《内经》：腠理开发，汗出溱溱，是谓津；谷入气满，淖泽注于骨，骨属屈伸，泄泽，补益脑髓，皮肤润泽，是谓液。则知津与液较，液亦略为醲厚矣。窃谓津者，虽属阴类，而犹未离乎阳气者也。何以言之？《内经》云：三焦出气，以温肌肉，充皮肤，为其津，其流而不行者为液。岂非液则流而不行，津则犹随气流行者乎？《内经》又云：上焦开发，宣五谷味，熏肤充身泽毛，若雾露之溉，是谓气。雾露所溉，万物皆润，岂非气中有津者乎？验之口中气呵水，愈足征气津之不相离矣。气若离乎津，则阳偏胜，所谓“气有余，便是火”是也；津若离乎气，则阴偏胜，所谓“水精不四布，结为痰饮”是也。蒸露以气上蒸而得露，虽水类而随气流行，体极轻清，以治气津枯耗，其功能有非他药所能及。泰西赞谓不待胃化脾传，已成微妙。病人胃弱，不胜药力者，最为合宜。然其力甚薄，频频进之可也，其气亦易泄，新蒸者为佳。余治伤阴化燥证，清窍干涩，每用之获效。《内经》谓：九窍者，水注之器。清窍干涩者，病人自觉火气从口鼻出，殆津离乎气，而气独上注欤。

5. 时毒瘟疫，口鼻吸受，直行中道，邪伏募原，毒凝气滞，发为内斑，犹内痈之类。其脉短涩，似躁非躁，口干目赤，手足指冷，烦躁气急，不欲见火，恶闻人声，耳热面红，或作寒噤，昏不知人，郑声作笑。治宜宣通气血、解毒化斑，如连翘、地丁、紫草、赤芍、楂肉、槟榔、人中黄、僵蚕、钩勾之类。俾得脉和神清，方为毒化斑解。但其斑发于肠胃嗌膈之间，因肌肤间不可得而见，往往不知为斑疹而误治者多矣。（郑声二字宜酌。《伤寒论》论虚则郑声、实则谵语。此证属实，当作谵语，不当作郑声。况下有作笑二字，似更与郑声不合。此条大有可商，可删则删之，必不可删，则郑声二字，必须斟酌。）

6. 治痰气壅塞，雪梨汁一杯，生姜汁四分之一，蜜半杯，薄荷细末一两，和匀器盛，重汤煮一时，任意与食，降痰如奔马。此方出《幼幼集成》，试用良验。

7. 一脉不主一病，一病不主一脉。执病以求脉，脉无定也；执脉以断病，病亦无定也。是故诊居四诊之末，而望闻问贵焉。其中一“问”字，尤为辨证之要，历试外感证，望问参以切脉，断病十得其六七；若内伤证，则头绪繁多，不待详问便得病情，则无其事矣。《内经》谓：望而知之谓之神，闻而知之谓之圣，问而知之谓之工，切而知之谓之巧。闻近时常州费伯雄诊视，不许病人开口述病源，辄能辨证立方，其脉理巧妙，殆别有异传，非所知也。

8. 滑脉多主痰，以津液凝结故也。然有顽痰阻阂气机，脉道因之不利，反见涩脉者，开通痰气，脉涩转滑，见之屡矣。又现证脉象的是痰证，而病人自言无痰，服药后渐觉有痰，亦见之屡矣。阅孙文宿先生医案治庞姓，遭跌胁痛，服行血散血药多剂，痛不少减。孙诊脉左弦右滑数，曰：此痰火证也。庞曰：躯虽肥，生平未尝有痰，徒以遭跌积瘀血，于胁间作痛耳。孙曰：然。痰在经络间，不在肺，故不咳嗽，而亦不上出。《脉书》有云：滑为痰，弦为饮，据脉实痰火也。如瘀血，脉必沉伏，或芤或涩也，面色亦必带黄，前医以瘀血治者，皆徇公言，不以色脉为据耳。乃用大瓜蒌带壳者二枚，重二两，研碎，枳实、甘草、前胡各一钱，贝母二钱。初服腹中即辘辘有声，逾时大泻一二次，皆痰无血，痛减大半，再服又下痰数碗许，痛全止。三服腹中不复有声，亦不泻，盖前由痰积泻也。今无痰故不泻，观此，则诊病虽须详问，又当色脉合参，不可徇病患之言，为其所惑。又嘉言喻氏亦谓：痰到胃始能从口吐出，到肠始能从下泻出。

9.《本经》曰：五味子气味酸温无毒，主益气，咳逆上气，劳伤羸瘦，补不足，强阴，益男子精。卢子繇先生《乘雅半偈》曰：五味俱全，酸收独重，故益降下之气。咳逆上气者，正肺用不足，不能自上而下以顺降入之。令劳伤羸瘦者，即《内经》云"烦劳则张，精绝使人煎厥内铄"也。此补劳伤致降令之不足，与补中益气之治不能升出者反，能降便是强阴，阴强便能益精。设六淫外束，及肺气焦满，饵之反引邪入脏，永无出期。纵得生全，须夏火从中带出。或为斑疹，或作疮疡，得汗乃解。倘未深解病情，愿言珍重。

按：此则五味子之功能的在降入。凡病情涉于宜升宜出者，视为戈戟矣。盖肺统五脏六腑之气而主之，肾受五脏六腑之精而藏之，肾气原上际于肺，肺气亦下归于肾，一气自为升降者也。故上而咳逆上气，由六淫外束饵，此则外邪不特不能升不能出，直引之及肾，而渐成虚损矣。倘同熟地、麦冬等用，酸而兼腻，不啻锢而闭之，卷一第九[①]条所谓不虚而做成虚，不损而做成损者，此类是也。若六淫七气有以耗散之，致肺失其降，而不归肺之气，因耗散而日虚，肾之精因不藏而日损，此际不用五味子而谁用乎？五味子能收肺气入肾，肺气收，自不耗散入肾，则五脏六腑之精，肾得受而藏之矣。虽然论药则得一药之功能，论方则观众药之辅相，凡药皆然。试即于五味子发其凡，可乎？五味子之功能在降入，病情宜升宜出者，不可用。固已，第执此说

① 九：原文脱，据上下文义加。

药则可。若执此说以论方，则《金匮要略》中射干麻黄汤、厚朴麻黄汤、小青龙加石膏汤等方之用五味子，其说遂不可通。殊不知古人治病用药，每于实中求虚，虚中求实，不比后人之见虚治虚，见实治实，补者一味补，散者一味散，攻者一味攻也。故杂五味子于麻黄、细辛、桂枝、生姜诸表药中；杂五味子于射干、紫菀、款冬、杏仁、半夏诸降气降逆药中；杂五味子于石膏、干姜诸寒热药中；杂五味子于小麦、白芍、甘草、大枣诸安中药中，不嫌其夹杂。而于是表散药，得五味子不至于过散；降气降逆药，得五味子更助其降令。而且寒热药得五味子寒不伤正、热不劫津，安中药得五味子相得益彰。综而言之，用五味子意在保肺气，不使过泄，然皆辅相成方，非君药也。独桂苓味甘汤之治气冲，加减者四方：苓甘五味姜辛汤、苓甘五味姜辛半夏汤、苓甘五味加姜辛半夏杏仁汤、苓甘五味加姜辛半杏大黄汤。以小青龙方中虽有五味子辅相之，究竟辛散之力大，能发越外邪，亦易动人冲气。冲气者，冲脉之气也，冲脉起于下焦，挟肾上行者也。气既冲矣，非敛不降，桂、苓能抑冲气，甘草坐镇中宫，而敛降之权，当属之五味子矣。所以四方减去者唯桂枝，而加味以治咳满，以去其水，以治形肿，以治胃热冲面。至于五味子收敛肾气，屹然不动，不使其气复冲，苓、甘若为之辅相者，终不易也。

以是知一药有药之功能，一方观众药之辅相。不识药性，安能处方；不识方义，安能用药。凡药皆然，岂特一五味子。试即五味子发其凡，词费之诮，奚辞哉。

10. 邹润安先生《本经疏证》论五味子与干姜同用，设为问答。曰:《伤寒论》中凡遇咳总加五味子、干姜，岂不嫌其表里无别耶？曰:《经》云脾气散精，上归于肺。是故咳虽肺病，其源实主于脾，唯脾家所散上归之精不清，则肺家通调水道之令不肃。后人治咳，但知润肺消痰，殊不知润肺，则肺愈不清，消痰则仅能治脾，于留肺者，究无益也。干姜温脾肺，是治咳之来路，来路清则咳之源绝矣；五味使肺气下归于肾，是开咳之去路，去路清则气肃降矣。合两物而言，则为一开一阖，当开而阖，是为关门逐贼；当阖而开，则恐津液消亡，故小青龙汤、小柴胡汤、真武汤、四逆散之兼咳者皆用之，不嫌其表里无别也。

按：此论颇透彻，嘉言喻氏谓：干姜得五味能收肺气之逆，是浑而言之也。陈修园先生不论虚实证，遇咳辄用五味、干姜，是浑而用之也。《金匮》桂苓味甘加干姜、细辛，干姜为热药，服之当遂渴。干姜为热药，仲圣已有明文矣。外感之由于暑燥火，内伤之涉于阴亏，虽同五味或辅相药，终不宜用也。考《金匮》五味同干姜用者七方，皆有咳满证；不同干姜用者二方，射干麻黄汤证，亦见咳而上气，虽不同干姜而同生姜用，其义仍在治肺，独桂苓味甘汤方治气冲，其义在治肾，然肺与肾一气，自为升降者也。治肺即所以治肾，治肾即所以治肺，不过因病处方，注意或在肺，或在肾耳！或曰：黑地黄丸中，五味、干姜并用，治在肺欤？曰：论《金匮》方用五味，意义大抵如此。至后人用五味，其方不可胜数，岂能一一印证，若五味并熟地用，乌得谓不治肾。黑地黄丸，乃治脾湿肾燥方，一刚一柔，一润一燥，熟地、五味治肾燥，苍术、干姜治脾湿，此分头治法也。熟地、苍术益肾阴而兼运脾阳；苍术、五味流脾湿，即以润肾燥，此交互治法也。嘉言喻氏谓此方超超元箸，岂虚誉耶？若不综观全方，寻绎意义，徒沾沾于某药入某经、某药治某病，则自室灵机矣。

11. 钱塘赵恕轩，名学敏，一字依吉，撰《利济十二种》《医林集腋》十六卷、《祝由录验》四卷、《本草话》二十二卷、《本草纲目拾遗》十卷、《花药小名录》四卷、《摄生闲览》四卷、《奇药备考》[1]六卷、《养素园传信方》[2]六卷、《囊露集》凡四卷、《串雅》八卷、《升降秘法》二卷、《药性元解》四卷；内《本草纲目拾遗》已有刻本，余则仅见钞本。

《串雅》一种书分内外两编，类皆草泽医所传诸方法，世所谓走方，手持虎刺，游食江湖者是也。虎刺一名曰虎撑，以铁为之，形如环盂，虚其中窍，置铁丸周转，摇之有声。相传始于宋李次口，行山逢虎，啮刺于喉，求李拔，置此器于虎口，为拔去之，其术乃大行，流传至今。其术治外以针刺蒸灸，治内以顶串禁截，取其速验，不计万全。药上行者曰顶，下行者曰串，顶药多吐，串药多泻，顶串而外，则曰截。截，绝也，如绝害然。走医以顶串截为三大法，末流妄定有九顶、十三串、七十二截等目外，又有九种、十三根等法，能拔骨髓诸毒外出。然不肖疡科，每窃以取利，种毒留根，变小成大，为害不浅。又有禁法，禁法之大，莫如水法，次则祝由，近于巫觋[3]。且有变病法，如约脾丸中用木瓜露以闭溺窍，掩月散中用鲤脊鳞以遮瞳神，取贝母中之丹龙睛，以弛髓脉，剔刺猬中之连环骨以缩骨筋，外科则用白朱砂以种毒，蛇蕈炭以种疮，即九种十三根之类。更有合扁豆膏以

① 《奇药备考》：原文为《奇药考》，疑脱字。

② 《养素园传信方》：原文为《养素园传方》，疑脱字。

③ 巫觋（xí）：古代称女巫为巫，男巫为觋，合称“巫觋”。后亦泛指以装神弄鬼替人祈祷为职业的巫师。

留疟，曼陀酒以留癫，甚则醉兽散之可以病马牛，金针丸之可以困花木，种种不仁，愈降愈甚，良由操技不精，欲借此遂其图利之心耳。恕轩取其所授，为芟订之，名曰《串雅》，不欲泯其实，并欲矫奇，而俾归于雅也。且谓此书虽尽删其不经之法，而不能尽绝其传，故述其大概如是，业医者不可不知。（《串雅》中方多有散见于诸书者，如内编首列韩飞霞、黄鹤丹、青囊丸，推为游方之祖方云。）

12. 偶阅孙文垣先生《三吴治验医案》，次日有一人来就诊，其病情与孙案一则相仿佛，遂用其方治之，两帖即愈。于以见古人对证发药，效如桴鼓[1]。其案曰：倪姓右颊车浮肿而痛，直冲于太阳，发寒热，两手寸关俱洪大有力，此阳明经风热交煽所致。以软石膏三钱，白芷、升麻各一钱，葛根二钱，生、熟甘草一钱，薄荷、山栀、丹皮、连翘各七分，天花粉、贯众各一钱半，两帖肿痛全消。

13. 相传天士叶氏治痘多活法。一子病痘闭，诸医束手。先生命取新漆桌十余张，裸儿卧于上，以手转辗之，桌热即易，如是殆遍，至夜痘怒发，方能得生。又尝于肩舆中见一采桑妇，先生命舆人往搂之，妇大怒詈，其夫将扭舆人殴，先生晓之曰：汝妇痘已在皮膜间，因气滞闭不能出，吾特激之使怒，今夜可遽发，否则殆矣，已而果然。又一人，壮年患痘闭，先生令取鸡屎若干，以醇酒热调如糊，遍涂其身两面手足，越宿鸡矢燥裂剥落，而痘已出矣。又先生之外孙，甫一周，痘闭不出，母乃抱归求救于先生，视之甚逆，沉思良久，裸儿间置空室中，禁女弗启视，

---

① 桴鼓：鼓槌与鼓。指治疗的效果像拿起鼓槌打鼓一样，一敲就响，疗效迅速，立竿见影。

迨夜深，始出之，痘已遍体，粒粒如珠，因空屋多蚊，借其嘬肤以发也。此虽“神而明之”之治。第寻绎其意旨之所在，转辗于漆桌者，火闭也；激之使怒者，气闭也；涂以鸡矢醴[1]者，寒闭也；借蚊口以嘬之者，血闭也。咸有分别之妙义焉，录之亦可发人之慧悟。

14. 孙文垣先生治潘姓患白浊精淫淫下，三年不愈，脉来两寸短弱，两关滑，两尺洪滑。曰：疾易瘳，第必明年春仲，一剂可痊。问故，曰：《素问》曰“必先岁气，毋伐天和”，所患为湿痰下流证也。而脉洪大见于尺部，为阳乘于阴，法当从阴引阳，今冬令为闭藏之候，冬之闭藏，实为来春发生根本，天人一理，若强升提之，是逆天时而泄元气也。后医者接踵，迄无效。至春分，逆孙以白螺蛳壳火煅四两为君，牡蛎二两为臣，半夏、葛根、柴胡、苦参各一两为佐，黄柏一两为使，面糊为丸，名端本丸。令早晚服之，不终剂而愈。

按：古名医治病，无不以阴阳升降为剂量准。前卷一第二十五条[2]已俱言之，此案端本丸方义固佳，其持论则深明天人合一之理。读《素问·四气调神大论》曰：冬三月，此谓闭藏，使志若伏若匿，若有私意，若已有得，逆之则奉生者少。若伏者，若抱雏养蛰也；若匿者，若隐避踪迹也；若有私意者，恐败露也；若已有得者，韬晦无鞅望也。凡所以重藏精也，有冬月之闭藏，然后有来春之发生，一味发扬，而无翕聚之本，譬诸无源之水，其涸可立而待？万事万物皆然，医事云乎哉。

15. 白芥子气味辛温，善能利气豁痰。治冷哮，即用白芥子

① 醴（lǐ）：采用稻、麦、粟、黍等不同等级的谷子酿造的系列酒。特指：美酒。

② 卷一第二十五条：原文无，据上下文义加。

末涂肺俞、膏肓、百劳等穴，涂后麻瞀疼痛。防痘入目，用白芥子末涂足心，引毒归下。外用功效如是，其性烈从可知矣。其末水发，擂入食品，食些少，辄令人目泪鼻涕交出，其性开发走液，亦从可知矣。缪仲醇先生《本草经疏》云：能搜剔内外痰结及胸膈寒痰冷涎壅塞者。然肺经有热与阴火虚炎，咳嗽生痰者，法在所忌。奈世医狃于三子养亲汤方，不论燥证、火证，动辄用之，甚且用至数钱，其意原在利气豁痰，殊不知辛烈之品，烁液劫津，耗气动火，其害甚大也。余尝见风温咳嗽证，误用白芥子，致动血见红，甚至喉痛声哑，但罔有归咎于白芥子者，损人而不任过，白芥子抑何幸欤？诸本草均云：肺经有热、虚火亢者忌用，岂未见之耶！

16. 古人随证以立方，非立方以待病，熟察病情，详审用药，味味与病，针锋相对，无滥无遗，适至其所。如写真焉，肖其人而止，不可以意增减也。千变万化之中，具有一定不易之理，活泼圆机，有非语言文字所能解说，在学者心领神会而已。其所以设立方名者，规矩准绳，昭示来学，非谓某方一定治某病、某病一定用某方也。古方伙矣，岂能尽记？纵能尽记，而不能变通，虽多奚益。即如桂枝汤一方，加桂枝分两，名曰桂枝加桂汤；加芍药分两，名曰桂枝加芍药汤；去芍药，名曰桂枝去芍药汤；桂枝、甘草两味，名曰桂枝甘草汤；芍药、甘草两味，名曰芍药甘草汤；甘草一味，名曰甘草汤。信手拈来，头头是道，一方可分为数方，数方可合为一方，增一药之分两，即所以减他药之分两，而另名为一方，取一味、二味，即名为一方，药随病为转移，方随证为增减，因物付物，何容心焉？设悬拟一方，以治一病，印定后人眼目，天下岂有呆板之病证、待呆板之方药耶？

奈何张景岳先生《新方八阵》及黄元御先生《八种书》内，自制之方，不一而足，岂以古方为不足用，而有待于新制乎？集数味药，辄名一方，方不可胜穷，徒眩人意耳！近时常州费伯雄《医醇賸义》亦承其陋，而且头痛医头、脚痛医脚，不出市医窠臼噫，可已而不已，深为费老惜也。（忆诊一友，湿胜胃钝，为疏苍术、米仁、谷芽、陈皮四味，友问是何汤头，余笑谓之曰："乃陈仓谷米汤也。"此虽戏论，可见造立方名亦属易事。）

17. 王龙溪先生《调息法》曰：息有四种，一风，二喘，三气，四息。前三为不调相，后一为调相。坐时鼻息出入觉有声，是风相也；息虽无声，而出入结滞不通，是喘相也；息虽无声，亦无结滞，而出入不细，是气相也；坐时无声，不结不粗，出入绵绵，若存若亡，神资冲融，情抱豫悦，是息相也。守风则散，守喘则戾，守气则劳，守息则密；前为假息，后为真息。欲习静以调息为入门，使心有所寄，神气相守，亦权法也。调息与数息不同，数为有意，调为无意，委心虚无，不沉不乱，息调则心定，心定则息愈调。真息往来，呼吸之机，自能夺天地之造化，心息相依，是谓息息归根，命之蒂也。一念微明，常惺常寂，范围三教之宗，吾儒谓之"燕息"，佛氏谓之"反息"，老氏谓之"踵息"，造化阖辟之元机也。以此征学，亦以此卫生，了此便是彻上彻下之道。

阅智颛大师小止观中，有坐禅调息法，其说与龙溪先生同。余友郦慎庵谓龙溪先生本于智颛大师，余谓：若论时代，诚以为然。谛观小止，观文词粗俚，似非隋唐人笔墨，或后人伪托，以龙溪先生为蓝本未可。汪讱庵先生《医方集解》《勿药元诠》内亦载调息法。余窃谓以药疗病，勿计其功，先防其弊，盖弊无则其功乃为真功，修养何莫不然？调息法之功效，在行之者自知之，岂容悬揣？若言流弊，则断断无之。何也？出于自然，不出于勉强也。至《勿药元诠》内载“小周天”法，闭息运送，苟无口诀真传，不可依法乱做，恐稍不得法，流弊无穷。尝闻妄做丹道工夫，多有致疾者，或发痈疽，或结癥瘕，或疝或淋，或狂或癫。盖以人身气血，升降出入，自然而然，肓[①]修瞎炼，矫揉造作，精气拂乱，殆随其所伤而致种种疾苦乎。倘得明师的真传，自是有功无弊，其或介于疑似，明哲保身，愿言珍重。

18. 世交张畹香传余蛤蚆膏方，治瘰疬，修合数料，施送颇著效验。阅方书，即金锁比天膏也。不特治瘰疬，能治发背痈疽。诸疮方录于后，以备同志修合施送。方内用蛤蚆，未免伤残物命，然为疗病，计出于不得已。若借此膏以渔利，则为作孽矣。金锁比天膏方：

紫花地丁、刘寄奴去泥根、苍耳草连根叶子、豨莶草、野苎麻根各一斤，穿山甲一具或净甲一斤，蛤蚆皮一百张或用干蟾一百支更妙。

用真麻油十二斤，内将四斤先煎穿山甲枯焦，余药入八斤油内，文武火煎，药枯去渣。复煎至滴水成珠，再加黄酒、葱汁各两碗。每药油一斤，加飞丹六两，看嫩老得所离火，不住手搅，下五灵脂（去砂净）、大黄各净末四两，待温再下白胶杏四两（即芸香末），成膏，水浸三四日用。专治发背痈疽，无名肿毒，疔疮鼠串，马刀瘰疬，紫疥红丝，鸦焰漏睛等疮，两腿血风，内外臁疮，鱼口便毒[②]，杨梅结核，金疮杖疮，蛇蝎虫咬，虎犬人伤，

① 肓：疑为“盲”。

② 鱼口便毒：生于阴部大腿根缝处（腹股沟）的结肿疮毒，其未破溃之时叫便毒，既溃之后称鱼口。与西医性病性淋巴肉芽肿相合。

顽疮顽癣，久流脓血，万般烂疮，风寒痰湿，四肢疼痛，乳癖、乳岩不论已破未破，并用葱椒汤洗净，贴之。如初发势凶，将膏剪去中心，留头出气，不必揭气，一膏可愈。一毒摊时，不可见火，必须重汤化开为妙。（观音寺僧月照善治跌打损伤。一日煎膏药，药锅火起，烧伤周身焦烂，越二日，惨死。余旧居观音桥，近寺，曾目观情形。此外闻由煎膏药致火伤，并有烧坏房屋者，乃知煎膏药极要小心。以火与油只隔一层，锅稍不得法，祸起仓促。余制金锁比天膏均请熟手人代煎，不敢孟浪。）

19. 张畹香尝谓余言：病泻痢，忌食鸭肉。以鸭屎常稀也，食之必增剧，初愈必复作。余历试不爽，后阅《鸡峰普济方》云：古之论疾，多取象，使人易晓。以脏腑稀散，为鸭溏，或为鹜溏，谓其生于水中，屎常稀散故也。畹香遂于医其言，盖有所本。

20. 戊辰秋初，友人陶姓，以暑热证来就诊。邪热表里充斥，病势颇重，乃仿三黄石膏汤意，为两解之。令服一剂，次日其兄来转方，述服药后，大渴大汗，汗至床席皆淋湿。余曰：此邪热在阳明经，白虎汤证也。竟与白虎汤一剂，隔日雇小舟来诊，病人忽发狂，舟将颠覆，急折回，乃邀诊。至则病大变，身重苔黑，如狂见鬼，大便不解，胸腹硬痛，脉沉数促涩，模糊不清，时时发厥。余大骇异曰："奚至此乎？"其兄曰："昨日汗流卧席，归后细询家人，乃小便也，非汗也。"余顿足曰："误矣误矣。"小便多，岂得作大汗治哉？此等重症，本不能悬拟处方，况又误述乎。营热未透达，服白虎逼入血分矣。男子亦有热结血室证，所以症现如狂见鬼，小便自利，大便不通也。势急矣，奈之何？沉思久之，书犀角地黄汤合桃核承气汤与之，方内大黄令用醋拌炒黑。次日复赴诊，已便解疹透神清矣。详述药成已二鼓，才服半杯，胸腹骤痛不可忍，其父促饮之，尽一杯，则目瞪口噤，肢厥僵卧，奄然气尽。家人哭泣环守之，夜半，忽大喊，便坚黑粪累累，目开身略动，至天明，遍身发疹，胸背间无隙地，便神清思汤饮。诊其脉数滑，至数分明。余曰：险哉险哉！此背水阵也。幸年方二十余，正元充足，能运药力与邪战，一战而捷。不然，一去不复返矣。虽然当药后痛厥，时其为药误，彰明照著，怨恨唾骂，纵百嘴奚能辩哉？后与清热养阴，不半月痊愈。

阅《三世医验》，陆祖愚先生治董姓，因伤食纳凉，困倦熟寐，致头痛身热，骨节烦疼，胸腹痞满，医以丸药下之。表证未除，胸腹满兼痛，一医又行表汗，头痛瘥，胸痛更甚。似此或消导，或推逐，其痛渐下，病将两月。陆诊脉涩数，面色黄白，舌苔灰黑，按其胸腹柔软，脐下坚硬，晡时发热，夜半退，小水自利，大便不通，此蓄血证也。用桃核承气汤，下咽后，满腹搅刺，烦躁不安，求死不得，父母痛其决死，深咎药过，哭泣骂詈。陆心知其无妨，然再三解说，终不信。会天暮，不得进城，下榻楼上，夜将半，闻步履声，其父携灯至榻前，笑谓曰：适才大便，所去黑粪虾血约若干，腹宽神爽，诚再生之恩也。后改用调理之剂，半月渐愈。与余所治证大略相同，特余不留宿，得不闻泣骂声，为幸多矣。陶姓现游幕[1]，晤时道及此，犹言服药后，胸膈间痛如刀割，不可忍，渐次入腹，后痛极，遂不省人事。噫！瞑眩药入人口腹若是哉？第此证倘与轻药，当无生理。记此又可见病家述病情，有疑似处，当反复审问。余不敏，误听误药，几至病不救，而病家日夕侍病者之侧，切须熟察病情，以

① 游幕：旧称离乡作幕宾、幕友。

告医者，设或因误告致误治，咎将安归耶！

21. 古圣人治病之法，针灸为先。《灵》《素》所论，多为针灸而设。今时治病，用针者极少，用灸者尚多，但病非一概可灸也。大抵脉沉迟，阳气陷下者最宜，若阳盛阴虚者，断不宜灸。仲圣《伤寒论》云：微数之脉，慎不可灸。因火为邪，则为烦热，追虚逐实，血散脉中，火气虽微，内攻有力，焦骨伤筋，血难复也。脉见微数，则是阴虚而阳炽重，以火力追逐其血，有筋骨焦伤耳。又云：脉浮热甚，反灸之，此为实。实以虚治，因火而动，必咽燥吐血。脉浮热甚，阳气实也，反灸之，是阳实以阳虚治，火上加火，咽因火势上逼而枯燥，血随火势上炎而妄行，在所必至矣。此二条垂戒，虽在《伤寒论》中，然不专指伤寒而言，所以不言证而但言脉也。奈何阴虚血热，人甘受痛苦而妄灸，致阴益虚而阳益炽也。吾乡不辨证而妄灸者，妇女居多，缘操是业者，皆女尼村妪之类，易为所惑耳。

22. 阳明胃腑，位镇中宫，上合于鼻，下合宗筋。验之于霉疮，毒蕴阳明，或上发而鼻坏，或下注而茎糜。验之于马，其鼻黑者茎亦黑，鼻白者茎亦白，不信而有征哉？是以阳痿证，有由于阳明湿热盛者，大筋弛长。弛长为痿，不可误认为阳虚而温补之也。

23. 萧山一士人，因戒鸦片烟瘾，购秘制药水，服极灵验，不但烟瘾除，胃口胜常，精神焕发，阳事则更觉兴高采烈。未几，与友人立谈，倏觉下身无力，顿跌仆后，遂痿废，月余告毙。其所服药水中，大抵有硫黄等霸道药，所以得效甚捷，祸不旋踵。凡服些少药，辄得骤效者，切须留心。盖非霸道药，服些少，岂能得骤效？谨劝世人，慎弗误认为仙丹妙药，为其所惑，致祸发莫救。《阅微草堂笔记》云：艺花者，培以硫黄，则冒寒吐蕊，然盛开之后，其树必枯。盖郁热蒸于下，则精华涌于上，涌尽则立槁耳。观此则，服药后种种灵验，正谚所谓“尽根拔”是也。

24. 经验良方，刊刻印送，救人疾苦，此诚仁人之用心。第所集者，虽皆试验之方，而用方者未能确辨其证，往往检方试病，不效，则更方再试。轻证轻方，当无大碍，若病涉深重，药属猛烈，其堪屡试乎？如近今《验方新编》，不胫而走，几至家置一编，其中不无庞杂，间有峻厉之方意，编书者似于医事未尝有精诣也。然善化鲍氏，费二十年心力，汇集诸方，校雠[1]不倦。其活人济世之心，正足令人钦仰，原在用方之人，自已斟酌去取耳。昔李明之先生尝言：《苏沈良方》，犹唐宋类诗。盖言不能诗者之集诗，犹不知方者之集方也。一诗之不善，诚不过费纸而已。一方之不善，则其祸有不可胜言者，夫试验方岂有不善？不对证或适与证相反，乃为不善耳。愿集方者遇峻厉方，可删则删之，万不可删则于方下详细注明病情现症，如何者可用，如何者不可用，庶几用者可以对证检方，不致轻试浪投，是亦古人慎疾之意欤！

25. 金陵俞姓在绍营纸业，己巳时年二十余，患水肿，屡医无效，余亦曾诊治两次者。回里顺道至常州，戚墅堰印墅上就吴仲山诊。时吴年已八十有五矣，疗治半月，得小便畅利，肿病渐愈。仍来绍，余闻而走询之，索其方案。方亦平淡无奇，其用附桂分量甚轻，殆稍假其温通之力耳。效验若是，是可记也。

① 雠（chóu）：校对文字。

初诊：脾虚湿，制湿化为痰，满身浮肿，水肿重症。大腹皮三钱，赤苓皮三钱，制川朴一钱，制附子五分，泽泻一钱五分，猪苓、瞿麦、滑石、川萆薢各三钱，通草一钱，川、怀牛膝各二钱，嫩苏叶一钱五分，松子仁五钱，冬瓜皮、车前子各三钱，两剂。再诊：湿痰弥漫三焦，满身浮肿，便泄，多痰，脉弦滑，水肿重症。大腹皮三钱，煨木香五分，制川朴一钱，交桂（去粗皮）三分，制半夏一钱五分，制茅术一钱五分，泽泻、猪苓各一钱五分，萆薢、瞿麦、车前子、冬瓜皮各三钱，赤苓皮四钱，通草一钱，苡仁五钱，广皮一钱，姜皮三分，开口川椒十粒，两剂。三诊：湿痰稍退。大腹皮五钱，煨木香五分，炒冬术、制茅术各一钱五分，苡仁五钱，交桂四分，海金沙（包）一钱，萆薢、滑石各三钱，泽泻、猪苓各一钱五分，冬瓜皮五钱，车前子四钱，姜皮五分，姜汁炒竹茹一钱五分，四剂。四诊：水肿大势渐和，还宜分利渗湿。交桂四分，海金沙（包）二钱，滑石、冬瓜皮、苡仁各五钱，萹蓄三钱，瞿麦二钱，通草、萆薢、制茅术各一钱，车前子四钱，制附子二分，姜皮三分，三剂。五诊：水肿渐苏，急宜忌口调治。制附子四分，交桂三分，海金沙（包）三钱，制茅术、通草各一钱，瞿麦、大腹皮各三钱，苡仁、赤苓皮、冬瓜各五钱，萆薢一钱五分，枇杷露冲半杯，三剂。

26. 古人治血积，每用虻虫、水蛭，以其善吮血。然其性极毒，人多患之，不若改用夜明砂，以其食蚊而化者也。蚊之吮血，不减蛭虫，《本草》称其能下死胎，则其能攻蓄血明矣。此说出于《不居集》，录出备采。

27. 陆氏子患失音，医治殆遍，不得效。乌程汪谢城孝廉，司铎会稽，因求诊。曰：此虫证也。为疏杀虫方，分量颇轻，并令服榧果，旬日痊愈。失音证，不出金实无声、金破亦无声之两途，从未有作虫证治者，得此为医林中别开一法门。

28. 古人煎药，各有法度。表药以气胜，武火骤煎；补药以味胜，文火慢煎。有只用头煎，不用第二煎者，取其轻扬走上也；有不用头煎，只用第二煎、第三煎者，以煮去头煎，则燥气尽，遂成甘淡之味，淡养胃气，微甘养脾阴，为治虚损之秘诀（出《慎柔五书》）。又煎药宜各药各铫，恐彼煎攻伐，我煎补益；彼煎温热，我煎清凉，有大相反者。譬如酒壶冲茶，虽不醉人，难免酒气也。

29. 周慎斋先生（名子干，宛平太邑人，生正德年间）中年患中满疾，痛楚不堪，遍访名医无效，复广搜医方，又不敢妄试。一夕，强坐玩，月倏为云蔽，闷甚，少顷，清风徐来，云开月朗。大悟曰：夫云，阴物也；风，阳物也。阳气通畅，则阴翳顿消，吾病其犹是乎？遂制和中方丸，服，不一月而安，后成名医。

尝阅《本草钩元》卷首（武进阳湖合志，杨时泰传）曰：自明以来，江南言医者，类宗周慎斋。慎斋善以五行制化，阴阳升降，推人脏气，而为剂量准。雍正以后，变而宗张路玉，则主于随病立方，遇病辄历试以方，迨试遍则束手。于是购求慎斋先生书，不可得。今从友人处借到《医学粹精》一部，内五种《周慎斋三书》、查了吾《正阳篇》、《胡慎柔五书》、陈友松《脉法解》、附《陈友松笔谈》。其《慎柔五书》已见于《六醴斋丛书》，《脉法》亦是慎斋先生著，陈友松加解而已。查了吾、胡慎柔俱为慎斋先生弟子。《三书》者，皆先生弟子口授耳传，记录成编者也，其自制丸方录后。

和中丸：治鼓胀，神效。用：干姜四两（冬炒焦，夏炒黑），一两用人参一两煎汤拌炒，一两用青皮三钱煎汤拌炒，一两用紫苏五钱煎汤拌炒，一两用陈皮五钱煎汤拌炒；肉桂二两，一分用益智仁五钱煎汤拌炒，一分用泽泻五钱同煮，一分用小茴香二钱同煮，一分用破故纸五钱同煮；吴茱萸一两，一分用苡仁一两煎汤拌炒，一分用盐五钱同浸炒。

上为末，紫苏煎汤打神曲糊为丸，如桐子大，每服因症轻重，随症作汤送。

红曲丸：泻痢日久，用此补脾健胃。红曲三钱（炒），锅巴一两（烧存性），松花三钱（炒褐色）。

上为末，入白糖霜，和匀服。红痢加曲，白泻加松花。

蔻附丸：治元气虚寒及脏寒泄泻。肉豆蔻（面裹，煨）、白茯苓各二两，木香一两五钱，干姜、炮附子（煨）各五钱。

上为末，姜汁糊为丸，莲子汤下。

通神散：治嘈杂，胸中割痛，三服即愈。白术四两，黄连四钱，陈皮五钱。

上为末，神曲糊为丸，临卧津咽三四十丸。

30. 诊脉以辨病证之顺逆，《脉书》言之详矣。大抵是病应得是脉者为顺，不应得是脉者为逆，此余三十余年阅历，为诊脉辨证之要诀。后阅查了吾先生述慎柔和尚师训曰：凡久病人，脉大小洪细沉浮弦滑，或寸浮尺沉，或尺浮寸沉，但有病脉，反属可治。如久病，浮中沉俱和缓，体倦者决死，且看其面色光润，此精神皆发于面，决难疗矣一节，实获我心，不禁抚案称快。盖平人得此和缓，为无病之脉，乃病久体倦，不应得此脉而竟得之，是为正元大漓之象，故决其死也。至若满面精神，岂久病人所宜有？世俗谓病人无病容者大忌，亦是此意。

31. 尤在泾先生补中益气汤、六味地黄汤合论曰（见《医学读书记》）：阳虚者，气多陷而不举，故补中益气多用参、芪、术、草，甘温益气，而以升、柴辛平，助以上升。阴虚者，气每上而不下，故六味地黄多用熟地、萸肉、山药，味厚体重者，补阴益精，而以茯苓、泽泻之甘淡，质之下降。气陷者多滞，陈皮之辛，所以和滞气。气浮者多热，丹皮之寒，所以清浮热。然六味之有苓、泻，犹补中之有升、柴也；补中之有陈皮，犹六味之有丹皮也；其参、芪、归、术、甘草，犹地黄、萸肉、山药也。法虽不同，而理可通也。此论方义上下升降颇精，而薛立斋、赵养葵数先生，专以六味、八味、补中益气等数方，统治诸病，则失之执滞呆板，无怪为徐灵胎、陈修园诸先哲所诋论。

周慎斋先生法中亦每以六味、八味、补中益气数方治病，盖先生尝就正于立斋先生之门（慎斋先生传曰：问难数日，证其初悟，豁然贯通。出谓人曰：立斋真名师也，理道甚明，惜其稍泥）。犹不能脱薛氏窠臼，然《三书》言：补中益气汤若欲下达，去升、柴，加杜仲、牛膝。又言：六味丸，肾虚火动之药，丹皮凉心火，萸肉敛肝火，泽泻利肾经之火，从前阴而出。若火不甚炽者，只用山药、茯苓、熟地，单滋肾水而补脾阴。乃知慎斋先生能变通用药，不执死方以治活病。

32. 脉见歇止，为病人所大忌，人尽知之。然余见痰食阻中及妇人怀孕，间见歇止脉，俱无大碍。盖以有形之物阻滞脉道，故有时歇止也。周慎斋先生《脉法》云：凡杂病、伤寒、老人见歇止脉者，俱将愈之兆，唯吐而见歇止脉者死。陈友松解曰：歇止有结、促两种。结者，迟而止也。病后阴血方生，阳气尚未充足，不能协济其阴，故有迟滞之象，缓行略止，俟阳气一充，全体皆春矣。促者，数而止也。以阳气犹旺，阴分少亏，不能调燮[①]其阳，故有奔迫之势，急行一止，俟阴血渐生，则五脏自然畅达矣。此皆将愈未愈之时，故见此疲困之象，待愈后即无是脉，所以杂病伤寒，庸医误治，治或损其阳，或亏其阴，往往轻病变重。然而未至过伤。久之元气借谷气以生，辄见此等之脉，乃阴阳渐长之机，非气血全亏之候，至老人年力就衰，或病后见歇止之脉，不过阴阳两亏，非凶脉也，可见诸脉俱不妨于歇止。唯呕吐一证，胃气逆而上行，将胃中有形之物尽情吐出，此时脉若平和，犹可保元降气，倘见歇止，是肾气已绝于下，不能上供其匮乏，虽用药，胃必不纳，故知其必死。

按：陈友松所解非是，凡脉见结促，皆属凶候，岂可目为将愈之兆？慎斋先生所言，乃是和平脉中见歇止，方为近理。

33. 病人大肉已落，为不可救药，盖以周身肌肉瘦削殆尽也。余每以两手大指、次指后，验大肉之落与不落，以断病之生死，百不失一。病人虽骨瘦如柴，验其大指、次指之后，有肉隆起者，病纵重可医。若他处肌肉尚丰，验其大指、次指之后，无肉隆起，而见平陷者，病不可治。此从阅历中得来，未识古书中有无言及也。周慎斋先生《三书》云：久病形瘦，若长肌肉，须从内眦眼下胞长起，以此处属阳明胃，胃主肌肉故也。此言久瘦渐复之机，又不可不知。

34. 族孙诗卿妇患肝风证，周身筋脉拘挛，诊其脉则手腕弯

① 调燮（xiè）：犹言调和阴阳；调养；调理。

曲作劲，不可得，而神志不昏。此肝风不直上颠脑，而横窜筋脉者。余用阿胶、鸡子黄、生地、制首乌、麦冬、甘草、女贞子、茯神、牡蛎、白芍、木瓜、钩藤、络石、天仙藤、丝瓜络等，出入为治，八剂愈。病人自述病发时，身体如入罗网，内外筋脉牵绊拘紧，痛苦异常。服药后，辄觉渐渐宽松。迨后不时发病，觉面上肌肉蠕动，即手足筋脉抽紧，疼痛难伸，只用鸡子黄两枚，煎汤代水，溶入阿胶二钱，服下当即痛缓，筋脉放宽，不服他药，旋发旋轻，两月后竟不复发。

按：阿胶鸡子黄法，本仲圣黄连阿胶汤。《伤寒论》曰：少阴病，得之二三日以上，心中烦，不得卧，黄连阿胶汤主之。以热入至阴，用咸苦直走阴分，一面泄热，一面护阴，阴充热去，阳不亢而心烦除，阳交阴而卧可得也。第彼以热邪，故兼苦寒清之，此则液涸筋燥，单取阿胶、鸡子黄两味，血肉有情，质重味厚，以育阴息风、增液润筋，不图效验若斯。古云："药用当而通神。"信哉！吴鞠通先生目鸡子黄为定风珠，立有大定风珠、小定风珠二方，允推卓识。（古方用鸡子黄，俱入药搅匀，亦有囫囵同煎者。余用是物，每令先煎代水，取其不腥浊。鸡子黄一经煎过，色淡质枯而无味。盖其汁与味，尽行煎出故也。）

35. 余合回生丹以救难产及治产后瘀血为患等证，屡建奇功。而独不利于虚寒之证，以虚则当补，寒则当温也。一妇产后甫两日，恶露不行，腹痛作呕，服回生丹一丸，呕不除而转增泄泻，乃邀诊。面青唇淡，舌苔白滑，脉则右弦缓、左沉涩，疠痛作呕，泄泻不爽，为疏半夏、代赭石、肉桂、琥珀、黑姜炭、延胡、桃仁、炙甘草等降逆温行之品，呕止痛缓，而恶露亦稍行，脉渐流利。再二剂，瘀行痛缓，泻亦止。胃口不开，体甚困乏，改用扶元和胃，温行气血，小剂缓调，数剂胃能纳谷，形色亦渐转。唯左小腹有块如拳大，不时攻触作痛，乃仿大黄䗪虫丸法。前方去半夏、代赭石，加当归、制穿山甲、酒醉地鳖虫，为末，捣入醋熬大黄膏，白蜜炼为丸，如桐子大，早晚每服二钱，不匝月块渐小，痛亦渐除。后与通补奇经，温养肝肾，病竟脱，气体复充。此证血因寒瘀而上冲于胃，冲胃者，为产后三冲急证中之一。回生丹治三冲急证，本有专功，然能迅推瘀血下行，而不能治因寒凝结之瘀，可见不辨脉证，而赖以一药统治一病，断无是理。

36. 霍乱转筋俗呼为吊脚痧，干霍乱俗呼为绞肠痧，直中三阴实证俗呼为冷痧，暑秽昏闭俗呼为闷痧。病起仓促而危期又速者，世俗无不混呼之曰痧，而于是乎遂有治痧之专医，有治痧之专药。噫！证既混呼，欲其不混治得乎？然所混呼为痧者而言之，则有寒热闭脱四大端。

治寒证须大辛大热，如生姜重用之类，药极辣，不堪入口，始能治之。若热证则误服生姜汤，辄不救。闭证轻则用刮，重则用刺，及用药以开其闭。若脱证则吐泻交作，汗出肢冷，大剂回阳封之固之，之不晦，故可开泄，自撤藩篱，速之使去哉？寒热闭脱，霄壤冰炭，苟或倒行逆施，祸成反掌。

余久欲著一专论以辨别之，自问学识荒陋，不敢轻易动笔，窃恐辨别不清，特足误人，故识其大略如此。明相与讨论商榷，徇循世俗之混呼，为之条分缕析，去讹存真。何者为寒，何者为热，何者为闭，何者为脱，俱列治法，俾使认证用药，用以救世俗混治之弊，并以偿生平之夙愿，岂不快哉！

37. 动静以敬，心火斯定；宠辱不惊，肝木以宁；饮食有节，脾土不泄；沉默寡言，肺金乃全；澹然无欲，肾水自足。

上为儒家养生决，陆杼亭先生谓其言极平易、极精微、极简要、极周币，通于大道，绝胜导引诸家。

辛巳闰七月十四日书

存存斋医话三集

又医方杂识

1. 天士叶氏治疟不用柴胡，灵胎徐氏深诋之。谓：小柴胡汤为治疟主方，如天经地义，不可移易。余谓：两说皆是，而各有偏见也。盖风寒自表而受，发为疟疾，小柴胡参、甘、姜、枣辅正托邪，半夏、柴、芩解其寒热。若遇温热暑湿之疟证，见胸痞恶食，则参、甘、姜、枣温补壅塞，未免助邪增疾矣。（疟必寒热往来，柴胡为半表半里、少阳主药。叶氏治疟，统观全案，无一用柴胡者，亦是奇事。）

2. 毛枫山先生《经验方》中载：龙眼核研细末，治刃伤血出，甚效，惜诸本草不载。今览薛生白先生制治鼻血昏晕，用生地、犀角、广圆核、侧柏叶，共末，蜜丸。早服五钱，晚服三钱，开水下，可见龙眼核可治血证。（此条入《存存斋本草杂识》）

赵恕轩《本草拾遗》言：龙眼肉功用甚广，可治脑漏、小肠疝气及足指痒烂等患。又载张觐斋云：凡人家有子女者，不可不备。遇面上磕伤及金刃伤，即以此敷之，定痛止血生肌，愈后无斑。若伤鬓发际，愈后更能生发，不比他药，愈后不长发也。

又曰：查《本草纲目》及别集本草俱未记载，可知世间有用之材，自古迄今湮没者，不可胜计。（此条入《存存斋医方杂识》）

3. 吴鞠通先生《温病条辨》中，正气散加减有五方，主方用藿、朴、陈、苓，一加神曲、麦芽，升降脾胃之气，茵陈宣湿郁，大腹泄湿满，杏仁利肺与大肠；二加防己、豆卷，走经络湿郁，通草、苡仁利小便兼以实大便；三加杏仁利肺气，滑石清湿中之热；四加草果开发脾阳，楂肉、神曲运中消滞；五[①]加苍术燥脾湿，大腹运脾气，谷芽升胃气。细参五方，无甚精义，然治湿温证亦不能外是也。

4. 锁喉风，胀闷不通垂死者，用杜牛膝（取其引火下行），捣汁半杯，加入真米醋半杯，用鹅毛翎尖，挑少许入喉中，随吐涎痰，连挑数次，吐痰杯许，即通。此法余治章姓妇，甚验。

5.《本草汇言》载：治人遭火烧，身烂垂死，用臭酱一两，取水、白酒一二瓮，将酒顿温，不可过热，调酱于中，令患者浸酒中，烧极重不死。天启甲子秋，教场火药发，烧死药匠数百人，内十余人遍体赤烂未死者，襄诚伯令行此方，浸活如数。

按：此时遭此伤者颇多，亟为录出。陶隐居曰：用酱入药，当以黄大豆、小麦面合作者良。按：酱咸能软坚，黑能止血，凉能退热，腐能散结，故治火伤甚验。

6. 大蒜肉、淡豆豉、蒸饼三物各等分，捣烂，水和为丸，桐子大，以温酒吞百丸，治水道不利、淋闭，见《本草纲目》述[②]。王爱竹《谈薮》又载：戴元礼以此三物如法作丸，治噎膈鼓胀，小便淋闭不通，皆获效，见《戴氏类方》。造蒸饼以小麦面，水调加以酵，水和之，蒸熟成饼，取饼悬挂风干，百日用。盖麦多湿热而性沉滞，作饼受酵气蒸发，再受风日之气，已转化轻虚松燥矣。

按：大蒜辛温通阳，其窜烈之性，非常迅速，用以外治，亦

---

① 五：原文无，按上下文义加。

② 《本草纲目》述：疑为清·刘若金《本草述》。

每每取效。

7. 治风温烂眼，用大黑枣二十枚去核，明矾末五分，和，捣成膏，湿纸包，火煨，二刻取出，去纸，水二碗，煎汤洗眼。

8. 胖大海近时往往泡汁服，治咽痛，诸本草未载。吾友陈载安抄一纸来，谓出于《本草拾遗》。今考《拾遗》中不载此味，未知出于何书。来书云：胖大海出安南天洞山，至阴之地，其性纯阴，能治六经之火，土人名曰安南子，又名天洞果。形似干青果，味甘淡治火闭喉证，服之立起，并治一切热证劳伤、吐衄、下血、消毒去暑、时行赤眼、风火牙痛、干咳无痰、三焦火证、诸疮，皆效。

9. 嘉善退庵居士黄凯钧，于嘉庆壬申著《友渔斋医话》，内有创见者。三岁儿发热七日，痘出而倒厌，色黑唇口冰冷，危症也。用狗蝇七枚，擂细，焙，和酒少许，调服，移时即红润如常。狗蝇，夏月狗身上跳飞极多，冬月则蝇藏狗耳中，难得，宜预收备用。又痘后余毒翻巴，脓水淋漓，至有殒命者，用浸胖豆腐捣烂，敷上脓出，再敷三四日，间毒尽，痂落生肌矣。

10. 陆养愚治董龙山妇，每小腹气上冲，则热壅头面，卧不能寐，身战栗，目赤发热无常，至四鼓、五鼓，其热更甚，热时有块上升，经期趱前而淋沥数日，饮食过于平时，而肌肉消瘦，或作阴虚发热治，数月不效，脉数而弦，左关尺为甚。曰：此肝胆病也。胆主决断，谋虑不决，则木气郁而成火。故于少阳初动之时，其热更甚，因胆之气既郁而成火，则肝之血亦滞而成癥。癥非血不聚，非火不升，今块之上壅，所谓诸逆冲上，皆属于火也。第初病只在无形之气，但调其气而火熄，今兼在有形之血，必先去瘀，令有形消而无形可调也。适在经行之际，乃以女金丹连服，去瘀块甚多，后以达气养荣汤去其旧以生新，数剂诸症渐愈，再用槟榔加人参，数剂而肌肉渐长矣。此等症妇人最多，论治极透彻，为录出。（女金丹未知所自）

11. 澹寮治病，往往药用一冷一热，半生半熟，取分利阴阳之义。余每仿其法，如滚水、河水合用，名阴阳水。治霍乱证，又以阴阳水治疟，药更得效。盖生升熟降，同一药而生熟有异其性者矣。酸枣仁生用治多眠，熟用治不眠，性有大相径庭者。《内经》谓：卫气不得入于阴，常留于阳。阳气满，阳跻盛，阴气虚，故目不能瞑也；卫气留于阴，不得行于阳，阴气盛，阴跻盛，阳气虚，故目闭也。此不眠、多眠之故也。酸枣仁味酸辛甘，生用其味酸而归于辛也，炒熟用其味仍酸而辛逊，归于甘也。多眠是阴胜于阳，宜疏阴为先，所以生用；不眠是阳胜于阴，宜益阴为先，所以熟用，仍不失生升熟降之意。

酸枣仁生用，归辛，辛属散为开；熟用归甘，甘属缓为合，眠与不眠亦即一开一合。①

12. 录：治胞转小便不通，神效方。即少腹胀满至七八日者，亦可治。若至水气冲心，即死矣。滑石一两，寒水石杵三钱，冬葵子五钱，须久煎，石味方出，服后片刻即能小便而愈，甚验。

13.《外编禁方》截疟，用端阳日七姓人家粽尖，独囊蒜七枚，雄黄三钱，巴豆霜一钱，共捣为小丸，朱砂为衣。临发日疟未来时，绵裹塞鼻孔内，男左女右，过夜即止，去药或用膏药些许，将药贴眉心，即止去之。

14. 灵胎徐氏谓：躯壳病须外用熏洗，非仅一汤药可奏效也，因录《串雅》方数则。

① 此条与存存斋医话一集 17 条同。

晚蚕沙属火，性燥，能胜风祛湿。患风冷气痹及瘫痪证，用醇酒三升，拌晚蚕沙五斗，甑蒸于暖室中，铺绸单上，令病者就患处一边卧沙上，厚盖取汗。若虚人须防其太热昏闷，令露头面一次，不愈间日再熏，无不效。

治气痛之病，忽有一处，如打扑之状，痛不可忍，走注不定，静时其处冷如冰霜，此皆暴伤寒之证也。用白酒煮杨柳白皮，熨之有赤点处，才去血，妙。凡诸卒肿痛，熨之皆止。

治痔疮坐袋法：用乳香、没药、龙骨、赤石脂、海螵蛸、轻粉、木鳖各三钱，共为末，以绢袋盛之，每日坐，不必洗，坐至二十一日，无不愈。

治足上寒湿疮踏袋法：用川椒数两，盛粗布袋中，放火踏上，用火烘，跣足踏其上。盖椒性热而散，加以火气上逼，寒湿自去而愈，妙。

又假象皮膏治扑打及金刃伤血出不止并收口，用蚕豆炒去壳，取其豆肉，捣细，和白蜡熔为膏，摊贴如神。

又莲花肚治脾寒而痛，痛在心之下与左右也。用猪肚一个，洗净，装入莲肉一两，红枣一两，肉桂一钱，小茴香三钱，白糯米一合，以线扎口，用清水煮烂，一气顿食，蘸酱油食之，如未饱，再用饭压之，甚效。

15. 小青龙治风寒夹饮之实喘，肾气汤治下部水泛之虚喘，皆为仲景圣法。用之得当，如鼓应桴；用之失宜，亦同操刃。此证根蒂虚于下，痰热阻于上。下虽虚而肺不清肃，温补反助其壅塞。上虽实而非寒饮温散，徒耗其气液，耗之则虚气益奔壅之，则热痰愈锢。计唯有开气行痰，以治上实，而佐以摄纳下焦虚阳之品。（肾气汤是否金匮肾气丸）

16. 病人久卧床蓐，则腰臀磨穿。《内经》谓之破䐃，俗呼引疮。于初起时，即用广东羊皮金贴，甚效。

17. 六淫之邪，初无形质，以气伤气，首先犯肺，必用轻药，乃可开通，汗出而解。《经》所谓："轻可去实也。"何必泥定风药发汗，且风药多燥，不特不能发汗，反耗津液，绝其化汗之源，尚冀其化汗耶！

18. 阳虚脾胃不健，食少化迟，化源既薄，冲任自衰。或气不摄血，为先期，为崩漏；或气不化血，为血少，为后期，无痛无胀。阳虚化湿，必多黄水、白带，法宜归脾一类，以补气血生化之源。阴虚则肝阳不濡，肝阳内炽，或血热妄行，为先期，为崩漏，或血虚留滞，为后期，为胀痛，法宜滋燥养荣。

19. 凡有节有液之物皆能通。故竹沥通风火阻经，菖蒲通风痰阻窍，葳蕤通风热阻络。

20. 王三阳《伤寒纲目》曰：治伤寒如对劲敌，治杂病如理乱丝。此言甚是，然治伤寒有证候变坏、药难径行者，杂病有率尔危剧、治宜放胆者，三阳之言互意而看可也。

21. 叶香岩曰：病有现症，有变症，有转症，其初终转变，胸有成竹而后施之以方，否则以药治药，直以人试药也。王海藏曰：治病初、中、末三法大旨。初治宜峻猛，中治宜宽猛相济，末治宜宽缓。王三阳《泰定养生主论》曰：大抵暴病不可荏苒，沉疴不可速疗，欲速则更医必骤，医众其论必繁。荏苒则邪气入深，用药未必即瘥。

22.《温疫条辨摘要》一书，系嘉泰时新安吕砚平（田）所辑。今年温州李士彬太守重刊《砚平摘要》。山阴陈三锡所著《二分晰义》、夏邑栗山所著《寒温条辨》两书中之要为一卷，其中未经常见数方录于后。

斑症，身出而头面不出，此毒气内归，危候也。急以大蟾蜍一个，捣和新汲水，去渣，痛饮之，自出，屡验。

治温疫，日久病甚，烦躁昏沉。用蟾蜍心两三个，捣，和水饮一二次，定心安神而病去矣。勿以为微而忽之，或加辰砂少许。

治温疫、呃逆、胸痞等证，方用白毛乌骨鸡一只，从鸡胸活割开，安病人胸前奄之，自愈。又方将鸡干挦[①]去毛，破开去肠屎，刀切烂，铺心头上，治湿热发黄，不省人事，死在须臾者，少顷即活。

升降散，一名二分散，又名赔赈散[②]，书中为治温病主方，并录之。

白僵蚕酒炒二钱，全蝉蜕去土一钱，广姜黄去皮三分，不用片姜黄，生大黄四钱 。共为细末，研匀。病轻者分四次服，每服重一钱八分二厘五毫，用冷黄酒一杯，蜂蜜五钱，调匀冷服，中病即止；病重者分三次服，每服重二钱四分三厘三毫，黄酒一杯半，蜜七钱五分；最重者分二次服，每服重三钱六分五厘，黄酒二杯，蜜一两，调匀和服。如一服未愈，可再服之，热退即止，胎产亦不忌。炼蜜丸，名太极丸，性稍缓，服必空心，服后不可吃茶水、烟，饮食忌半日，不忌不效，饱食服亦不效。

《寒温条辨》曰：良工处方必有君臣佐使，又兼引导。是方以僵蚕为君，蝉蜕为臣，姜黄为佐，大黄为使，酒为引，蜜为导。僵蚕辛苦气薄，喜燥恶湿，得天地清化之气，故能胜风除湿，清

---

① 挦（xiān）：扯，拔（毛发）；摘取。

② 赔赈散：原文为“陪账散”，疑误，据文义改。

热解郁。蝉蜕气寒味咸且甘，清虚之品，出粪土之中，处极高之上，吸风得清阳之真气，饮露得太阴之精华。蜕者，退也，退去其病也，所以能祛风胜湿，涤热解毒。姜黄味苦大寒，祛邪伐恶，行气散郁，入心脾两经，建功辟疫。大黄味苦大寒，上下通行，亢甚之阳，非此莫遏。酒性热，味苦辛而甘，冷饮欲其迟行，传化以渐上行，下达外周，驱逐邪气，无处不到。蜜甘平性凉，清热润燥。

23. 王太仆曰：治上补上，方迅急则止不住而迫下；治下补下，方缓慢则滋道路而力又微。制急方而气味薄，则力与缓等；制缓方而气味厚，则势与急同，如是为缓不能缓，急不能急，厚而不厚，薄而不薄，则大小非制，轻重无度，虚实寒热，脏腑纷扰，无由制治。

24. 张景岳言："攻法贵乎察得其真，不可过也。用补法贵乎轻重有度，难从简也。"攻法譬诸耘禾，禾中生稗，禾之贼也。去其贼禾者，耘之善也，若不识稗，并禾而去之矣。补法譬诸给饷，兵多饷多，三军之众，岂担石所能活哉？一饷不继，将并前饷而弃之矣。适可而止，乃治病之要诀欤。

25. 元和陆懋修九芝《世补斋医[1]书·内逸病解》曰：刘河间《伤寒直格》列有八邪，稽其目曰：外有风寒暑湿，内有饥饱劳逸。逸乃安逸，所生病与劳相反。《经》云：劳者温之，逸者行之，行谓使气运行也。《内经》本有逸病，且有治法，乃后人引河间语，每作风寒暑湿、饥饱劳役。夫以内外八邪，标题当有八病，若作劳役，只有七病矣。张子和亦云饥饱劳逸，人之四气则不特河间言之。审其病之为逸，须用行湿健脾、导滞理气之法。凡人闲暇

① 医：原脱。

则病，小劳则健，有事则病，反却即病，亦若可忘者。又有食后反倦，卧起反疲者，皆逸病也。“流水不腐，户枢不蠹”，其故安者？华元化曰：人体欲得劳动，但不当使极耳。动则谷气易消，血脉流利，病不能生，否则五禽之戏，熊经鸱顾何以可求，却老也。因此又悟李东垣升阳散火之方，不用阳药又不用阴药之妙，则是其人另是阳为阴遏之病，不是阴虚，亦不是阳虚也，此即河间所谓逸病也，亦即《内经》所云逸者当行也。

26. 钱塘吴尚先著《理瀹骈文》一书，用膏药治万病，创举也。膏药治外经，有胜服汤药之处，唯近时学者都不讲究针灸、人手、腧穴、脉络，茫无头绪，是书引用广博，自出议论，亦平正通达，余甚折服。

27. 祝由二字出于《素问》。祝，告也；由，病之所重出也。近时以巫为祝由科，并列于十三科之中。《内经》谓：信巫不信医，不治，岂可列之医科中哉？余谓：治内伤必先祝由，详告以病之由来，使病人知之，而不敢再犯。又必细体忧人思妇人之隐情，婉言以开导之，庄言以震惊之，危言以悚惧之，必使之心悦诚服，而后药可以奏效如神。如单腹胀、木乘土、干血痨、噎食、反胃、癫狂，无情之草木不能治有情之病，以难治之人、难治之病，须凭三寸不烂之舌以治之。救人之苦心，敢以告诸来者，此淮安吴鞠通《医医病书》中语也。

28. 余诊脉先以三指齐按，继以食、中指移按寸、关、尺。有人问余是遵何人诊法，余无以对。迨阅《盘珠集》中诊法大成云（姚江严西亭、洁，施澹宁、雯，洪缉庵、炜同著）：诊脉下指之法，有先后，又须更换。先以中指于关，关脉详明，次于食指于寸口，寸脉既悉。后用无名指按其尺部，皆自皮毛渐至骨肉，但指力不同，脉象亦异。再以中指易按于寸，食指易按于关，并食指、中指迭按其尺。庶几，脉之大小弦弱，确有定形，三部各举按已尽，再以食指、中指并按寸关，随即以两指移按关尺，又将三指并按三部，则病根烛照无遗矣。倘用一指各按一部，脉体似属虚微，三指并下，偏觉滑而有力，一指各按一部，脉来似觉洪大，三指并下，反觉虚散无神。是非专用一指，脉固混淆不清，不兼用三指脉，终推求未悉也。阅此始知古人先得我心。

29.人有虫病，每月上旬侵晨[①]，食使君子仁数枚，次日虫皆死而出，载李濒湖《本草纲目》。吾乡小儿有虫积者，常遵其法，乃有服后作呃逆者，余亲见数人，咸以豆子[②]煅，存性，研末，开水调服，而呃除，亦有不服药而自除者。诸本草谓：气味甘温，能益脾胃而敛虚热，为小儿泻病之要药。和平之品，何以服后致呃逆，诚不可解。李濒湖曰：服此药忌饮热茶，犯之即泻。或者服后另有所犯致作呃，亦未可知。

30.陈修园《医学实在易》中五淋门有云：色欲过度，似淋非淋，溺短而数，茎中痛甚，宜肉苁蓉、淫羊藿、生杜仲为主，佐以白蜜、羊脂之类，方效。余友沈杏田，用此法颇验，特识之。

31.治偏正头风，以生莱菔捣汁，令病者仰卧，以汁灌入鼻中，左痛灌右，右痛灌左，左右俱痛俱灌之。试用轻症，颇验。又张石顽云：外治法，不若蒸法最效。方用川芎五钱，蚕沙二两，僵蚕（如患者年岁之数）。以水五碗，煎至三碗，就砂锅中以厚纸糊满，中开钱大一孔，取药气熏蒸痛处，每日一次，年久者

① 侵晨：黎明，早晨初现光亮。

② 豆子：存存斋医话续集17条为“刀豆子”。

三五次，可永不发。平时置新鲜木瓜于枕边，取香气透达，引散肝风，亦良。余仿其法，遇头面诸肿证，令病者取所服药，先将药气熏患处，亦得痛肿稍松。

32. 一味大黄为末，醋熬成膏，罗谦甫名为血极膏，以治经闭，有污血凝滞胞门。余随证寒热，加入他药为丸，治血隔经闭，屡效。丸药缓缓荡涤，毋虑大黄峻重也。阅王子亨《全生指迷方》地黄煎，以生地汁八两，熬耗一半，纳大黄末一两，同熬为丸，如桐子大，熟水下五丸，未效，加至十丸，治妇人气竭、伤肝、月事不来，病名血枯。盖瘀血不去，则新血枯也，即《内经》乌鲗丸，仲景大黄䗪虫丸之义，可谓先得我心矣。

33. 任脉虚而带下不摄者，往往滋补虽投而不能愈。以海螵蛸一味为粉，广鱼鳔煮烂，杵丸，绿豆大，淡菜汤下，久服无不收功，方出《女科辑要》，极有意义。余试用，颇效。

34. 黑铅乃水之精，入北方壬癸。凡遇阴火冲逆，真阳暴脱，气喘痰鸣之急症，同附桂回阳等药，用之立见奇功，即《经》所云重剂是也。然余最不喜用以煎之，毫无气味，用如不用耳，顷见《女科辑要》中治厥证，用青铅一斤，化烊，倾盆水捞起，再烊再浸三次，取水煎药，如是用法，方有力量耳。

35. 白术俗多炒焦，用末，识何意？白术质润气香，一经炒焦，则香损质枯，大失其性。须知《神农本经》于白术提出："作煎饵"三字者，以作丸、作散用，火焙过，不若煎汤，食饵得味之全也。张隐庵《本草崇原》曰：太阴主湿土而属脾，为阴中之至阴，喜燥恶湿，喜温恶寒。然土有湿气，始能灌溉四旁，如地得雨雾，始能发生万物，若过于炎燥则止而不行，如便难、脾约之证。白术作煎饵，则燥而能润，温而能和。可谓先得我心之同然矣。

36. 张畹香尝谓余言：病泻痢忌食鸭肉，以鸭屎常稀也。食之必增剧，初愈必复作，余屡试不爽。后阅《鸡峰普济方》云：古之论疾多取象，使人易晓。以脏腑稀散为鸭溏，或为鹜溏。谓其生于水中，屎常稀散故也。畹香遂于医其言，盖有所本。[①]

37. 白痦病一证，叶氏《温热论》曾论及之，他书罕见，《著手成春》中一条录出，备参。

白痦见于夏秋，暑湿伏邪之证。盖暑必夹湿，为黏腻之邪，病多牵缠，迁延两三候。邪未达而元气受伤，发出白痦，色白点，细形如肌粟，摸之触手而微痒，状如水晶珠，而明亮滋润者，吉；抓破微有水者，乃湿从外出也。出无定期，热势壮则外见，缓则隐伏，甚至连发八九次，邪不达则身热不退者，由其人正气匮乏，不能化邪外出。故治白痦与治疹异，疹宜提透；白痦提透无益，当养正生津，清暑渗湿，使正气充旺，则伏邪渐化而热得退。若痦色白如枯骨，大凶，津液气竭，邪欲外出，元气亦随之外散，乃邪正并脱之候也。

按：痦由暑湿着于膜原，原受火郁逼促，从毛窍而出，有颗粒可辨，非若斑之赤色成纹，扪之成无形，由阳明而发也。膜原无提透之法，故以养正生津[②]、清暑渗湿为要。

《著手成春》一名《伤寒指掌》，归安吴坤安名贞著。

38. 一贯煎治心胸胁痛、吞酸吐苦、疝瘕、一切肝病。方用北沙参、麦冬、生地、当归、枸杞子、川楝子。口燥者，加酒炒黄连。俗医每以刚燥伐肝破气，一时偶效，久服贻害。此方乃以

① 此条与存存斋医话一集19条同。

② 养正生津：原文疑脱，据存存斋医话续集加。

柔剂和肝，《续名医类案》盛推其功，每用辄应，唯因痰饮者不宜按此。以刚燥过剂，或肝阴素亏，故进以柔药乃要。第肝病由于郁者居多，自当疏肝为治，《经》所谓木郁则达之是也。高鼓峰疏肝益肾汤（见《医家心法》），于六味地黄汤中加柴胡、白芍两味，治肝郁阴亏，颇效。盖木喜风摇，又喜水溉，犹之乎逍遥散调肝之郁，兼清火滋阴。但逍遥散意兼培土，故用术、甘，疏肝益肾汤意在滋水，故用六味。然术能壅气，肝气上逆者不宜；甘草能满中，中宫欠运者不宜；地、萸不利于胃弱，怀、苓不利于便坚，至肝阳上翔，渐有化风之象者，柴胡又属禁药矣。活法总在人也。

肝阴不足，血燥而成热，肝阳内扰，火动而生风。调肝之法，唯有畅达与滋润两法。然畅达则疏泄，疏泄有碍于滋润，滋润则凝滞，凝滞有碍于畅达，两者颇难兼顾，所当因偏胜之势，酌盈剂虚而有以权衡之。

39.《得心集医案》六卷，南城谢映庭[①]名星焕著。从逸云和尚处借阅，议证处方，仿佛《寓意草》，殆得力于喻西昌者。内有一条，治法颇佳，其用苦酒、元明粉两味拌炒诸药，引达病所，甚有巧思，并足师法，爰录于后。

一人连值房劳，忽患少腹胀痛，二便阻滞，腰膝酸楚，饮食即吐，却无烦热，唇舌如常。医为阴证腹痛，进参、术、附、桂，而病如故，亦不见燥，但腹愈满。更医作实热治，硝、黄、枳、朴、滑石、车前之属，胀满愈增，更服巴豆霜，求一利不可得，吐涎水如青果汁。求余治，粒米不入，二便不通，已五日矣。仲圣曰：“小便不利，腹胀喘急者，死。”今幸未喘急，尚可治。脉得肝部独强而横细，参脉证，与妇人热入血室证其义相

① 谢映庭：当为谢映庐，名星焕。

同。妇人因外感传经热邪，经水适来，乘虚而入血室。此亦先饮食湿热积聚，适值房劳，精道陡虚，乘虚而入，所伤虽异，其乘虚而入一也。夫少腹者，肝经所属阴器者，肝脉所络。今湿热乘虚阻塞，如横一闩于中，湿热愈阻，肝木愈横，所以腹痛难忍，下既不通，无由疏泄，拂逆充溢，势必上冲犯胃而吐呕。若不循经引治，何以解肝之结，搜湿势之陷，通其经而消其塞乎？法用牵牛，达肾走精隧，搜热逐湿为君，以吴萸、小茴、川楝、桃仁、橘核解肝散结为佐，加以苦酒之酸以入肝，元明粉之咸以入肾，二味拌炒诸药，引之入肝肾，引上加引，使之直达。初剂小水长仅得数屁，腹响痛减，二剂前后悉通，诸苦如失。

此任脉与肝经之病，犹疝气以致癃闭相似，故治法亦大同而小异。

40. 何首乌，《本草》称谓：补精益血之品，不可尽信。观《开宝方》所云治瘰疬，消痈疽，减五痔，去头面热疮，苏腿足软风，其作用非补益可知。然生用、制熟用，性味大有区别。生则味苦涩、性寒，有毒；制熟味甘、微涩，气温，无毒。前人谓虚人便不通者，用生首乌，润下之最稳。余往见胃弱人服此，辄作呕，以其苦涩腥劣损胃也。若制熟用则性善收摄，精滑可固，泄痢可止，久疟可截。第精滑本于元阳不固，泄痢由于中气虚陷，疟发不已由于脾元困疲者，自当甘温培阳，主治首乌不中用也。《寿世医窍》曰：近人好用青皮，伐人肝气，多致散漫欲绝，以何首乌救之最良。又曰：首乌大补肝气，亦微滋肝阴。气涩而固能敛肝、固肝、伏肝，凡肝家虚泄太过，皆宜之。风火内生，上焰心脾者，同女贞子、阿胶等敛而滋之。阴寒上犯，同吴茱萸敛而温之，温之即伏之也。怒气过盛，火气上腾者，同白芍、铁落敛而泻之，佐寒佐热，无所不宜。唯肝主疏泄，若郁结而肝气不舒，则当遵木郁则达之旨，不可用也。此数语虽不足尽首乌之用，然其大致不过如斯，唯大补肝阴一语却有语病。盖肝气过泄，得首乌敛而固之，所谓补非真能补阴之不足也。又《潜斋丛书》[①]曰：何首乌内调气血，外散疮痈，功近当归。第当归香窜，主血分风寒之疾，首乌不香，主血气血热之疾，为异耳。故同为妇人疡科要药，并治虚疟，并滑大肠，无甚滋补之力。昔人谓：可代熟地，实非然也。此与当归比论，阐发首乌，药亦明切，故并录之。

按：何首乌温润之品，略带收敛，以柔肝阳，调营血，则可以治脾胃，固属非宜，然亦非肾家专药。

41. 洄溪徐氏曰：一人头风痛甚，两目皆盲。有乡人教以用十字路口及人家屋脚边野苋菜，煎汤注壶内，塞住壶嘴，以双目就壶熏之，日渐见光，竟得复明。考《本草》苋通九窍，其实主青盲明目。（野苋菜一名马齿苋，《本草》又言其泄热祛风。）

42. 檇李[②]陆集园，治寒湿暴嗽不止，用猪肺管一条，入去节麻黄一二分，两头以线扎紧，配以杏、菀、橘、枳、苏子等品煎服，甚有巧思。

43. 霍乱转筋俗呼谓吊脚痧，干霍乱俗呼谓绞肠痧，直中三

---

① 《潜斋丛书》：潜斋为清代名医王士雄的书斋名。《潜斋丛书》为《潜斋医学丛书》的简称，系王氏等医家所撰辑若干种医书之合称，有八种本和十种本之分。

② 檇（zuì）李：古地名，在今浙江省嘉兴县一带；果名，李子的一种品种，果实皮鲜红，汁多，味甜，以浙江桐乡出产的最著名。

阴寒证俗呼谓冷痧，暑秽昏闭俗呼谓闷痧。凡病起仓促而危期又速者，世俗混呼之曰痧。于是遂有治痧之专医，有治痧之专药。噫！痧既混呼，欲其不混治得乎？就其所呼为痧，而分言之，则有寒、热、闭、脱四大端。

治寒证须大辛大热，如生姜重用之类，药极辣，不堪入口，始能治之。若热证则误服生姜汤，辄不救。闭证轻则用刮，重则用刺，及用药以开其闭。若脱证则吐泻交作，汗出肢冷，大剂回阳封之、固之。之不晦，故可开泄，自撤藩篱，速之使去哉。寒热闭脱，霄壤冰炭，苟或倒行逆施，祸成反掌。余久欲著一专篇以辨别之，自问学识荒陋，不敢轻易动笔，窃恐辨别不清，转足误人，姑识其大略如此。①

44. 凡诸药毒以新铜钱一个（取光白无垢污者，非定要新铸之钱），口内含之一时许，色黑者，中毒也。用马料豆、绿豆、生甘草煎汁，凉饮之。有药本无毒而误服致疾者，近时最多。凡服参、芪胀闷者，以莱菔子汁灌之。服附子身目俱红者，以莱菔汁（无鲜者用子）一碗，入犀角、黄连各三钱，生甘草五钱，煎八分，灌之。服瓜蒂大吐不止者，以麝香末少许，白汤下。服藜芦大吐不止者，以葱白汤解之。服大黄泻不止者，以人参、白术各五钱，升麻、甘草各三分，乌梅两个，炒粳米一撮，灯心七尺，水煎去渣，入东壁土末三分，调服。服升麻、柴胡、麻黄汗不止者，以发浸冷水中，醋喷其面，取糯米粉二两，藁本、防风、牡蛎、龙骨各一两，研细，扑之。

45. 举世治中满痞胀，不问虚实，咸禁甘草。不知古人所谓中满勿食甘者，指实满而言也。若自觉满而外无腹胀之形者，当

① 此条与存存斋医话二集36条及存存斋医话续集27条大体相同。

以甘治之。

太阴所至发为䐜胀者，脾主散津，脾病不能散津，土曰敦阜，斯䐜胀矣。厥阴所至，发为䐜胀者，肝主疏泄，肝病不能疏泄，木穿土位，亦䐜胀矣。

46. 治头风久痛，须加芎、归、红花少许，非独治风，兼和血止痛也。细茶最能清上风热，以之作引弥佳。东垣、谦甫皆常用之。

47. 大辛大温与大苦大寒合方，乃治厥阴之定例。盖别脏之与腑皆分而为二，或上下，或左右，不过经络贯通，臆膜相连耳！唯肝与胆合而为一，胆即居肝之内，肝动则胆亦动，胆动而肝亦随。肝宜温，胆宜凉。仲景乌梅泻心汤为万世法程矣。又厥阴为阴阳交际之处，贞下起元，内藏相火，故用寒必复热，用热必复寒，先贤于内伤肝肾，阴中之阳者，用羊肉、鹿茸血肉之品，不用姜、附，及温肾必助凉肝，皆此义。

48. 金匮附子粳米汤，温胃通阳于肾之剂。本论曰：腹中寒气，雷鸣切痛，胸胁逆满，呕吐，是邪高痛下矣。岂非肾之虚寒动于下，胃阳为寒凝窒乎？即所云趺阳脉微弦，虚寒从下上也。附之温，半之辛，佐米之甘，使甘、枣缓而行之，上可去寒止呕，下可温经定痛，此治上实下虚之法也。

49. 血证有凝、蕴、聚、结四者之分。凝者，初感之气；蕴者，凝久而蕴；聚者，所聚之血，或聚于左，或聚于右；结者，血滞一处。结为重，聚次之，蕴又次之，凝为轻。治凝以红花、泽兰；治蕴以桃仁、延胡；治聚以苏木、茜草；治结以五灵脂、降香。

50. 风热吐血，夫风，阳邪也，热，火气也，并入络中，则血溢络外，其症乍寒乍热、咳嗽、口干、烦躁是也，宜以辛凉入血之药治之。《圣惠》荆芥地黄汤，荆芥穗为末，生地汁调服二钱。骆隆吉曰：风火既炽，当滋肾水。此以荆芥发阳邪，而以地黄养阴气也。

51. 由不得汗，肿从面起，其为风水。显然水不得泄，由肺气郁遏，不得外达，并不得下行而为小便。故直走肠间而便溏，所谓“不得横遍，转为竖穷”，正合卢氏之说也。不从此参究病情，再以寒滑之品，欲从前阴驱之，不顾其利，斯亦左矣。此缪宜亭医案语也[①]。“不得横遍，转为竖穷”二语其妙，余于卢氏书仅见《痎疾论疏》，及从沈杏田处借得《本草半偈》，未全阅，不见此二语，俟考。

52. 张石顽先生言：米仁根善治肺痈，缪宜亭治久咳痰秽，脓血交作，亦用米仁根。

53. 进以温补，反为壮火，树帜而涸其津，溉以滋填，更致运化无权，而酿为泻。徐洄溪谓：病去则虚者，亦生；病留则实者，亦死。

54.《内经》以二阳结谓之消，谓手足阳明胃与大肠经也。胃为水谷之海，大肠为传送之官，二经热结则运纳倍常，传送失度，故善消谷不为肌肤，名中消。又《内经》“治痿独取阳明”，盖以清胃为主，胃气清和则金令下行，如雨露之溉草木森然，何痿之有？

按：胃中水谷之精气、悍气，不能四散之谓结，结故不为肌肤而直下，此即上条“不得横遍，必为竖穷”之义。

55. 肾水虚燥，阴不潜阳，气逆上行。《经》所谓头痛颠疾，

① 也：原文疑脱，据存存斋医话续集加。

下虚上实是也。肝胆燥热，木旺风生，耳目无血以养。《经》所谓徇蒙招尤，目瞑耳聋，下实上虚是也。

56. 日用操劳，皆动机也，过动则所生之少，不敌所耗之多，则病矣。《经》谓：劳则气耗，汗则喘息，内外皆越。盖气即阳气也。阳虚必生内寒，内寒必生内湿。虚则气浮，脉多浮大。又或阳虚气陷，按之不鼓，沉细无力，故仲圣谓脉虚为劳，脉大亦为劳也。是劳心伤神，更甚于劳力伤气，或案牍烦剧，或百计图谋，以致君火内沸，销烁真阴，不但伤神，并能伤精，阳不依阴，自阴不潜阳，阴虚必生内热，内热必化内燥，脉多细涩，甚而数涩，或浮弦搏指，皆阴虚化刚之象。

57. 湿家忌汗忌升，汗则亡阳，升则上蔽。闭证忌燥忌升，燥则闭而且结，升则蒙而益蒙。

58. 黄退庵《友渔斋医话·痢疾医案》内用菜花头五枚，自注云此味得春和之气，温而能升，所以生万物者也，以提脾胃之气。

按：菜花头医方内从未见用。又有用蛀大枣二枚，自注云能治痢疾，亦未达其意。又退庵自治案：肢软倦怠，见风洒晰，后重便溏，此大肠之气下迫，由于肺气不宣，治须开畅。手太阴脏气通达，腑气自利，用杏仁三钱、桔梗一钱、防风一钱、广皮一钱，四味，开畅肺气；楂肉三钱、黄芩三钱、槟榔一钱、郁金一钱二分、川朴一钱，五味导滞，开大肠之气。一服愈。

按：《吴氏本草》荠菜花阴干，研末，枣汤，日服二钱，能治久痢，兹用菜花头、蛀枣，或即此意。

59.《素问》曰：天地温和则经水安静，天寒地冻则经水凝泣，天暑地热则经水沸溢，卒风暴起则经水波涌而隆起。读此治妇人月事不调，思过半矣。妇人经闭，当细心分辨血隔、血枯。属隔者，血有阻隔，宜通之；枯者，无血可行，宜补之。然阻隔之端不一，求其因何阻隔，而用药以通之。庶几不致诛伐无过。致虚之端不一，补法亦不一，当遵赵养葵补水、补火、补中气三法，庶几不致笼统施治。

此与上“气不摄血，气不化血”句可参看。

60. 有人嗜酒，日须五七十杯，后患脚气甚危。或教以巴戟半两、糯米同炒，米微色不用；大黄一两剉炒，同为末，熟米为丸。温水下五七十丸，仍禁酒，遂愈。楼全善《医学纲目》所引用书，如《仲景》标一仲字，《千金》标一千字，《本事》标一本字之类，此标一衍字，大抵出赵以德《衍义》[①]，刘潜江《本草述》[②]巴戟条下亦载。此方治嗜酒而病脚气，此为湿热，大黄除湿热者也。同巴戟用之，缘入肝肾而达其气，俾除湿热之味得以奏功，即此以推疝气、白浊、夜梦遗精等治，亦不能专恃此味，必本其所受之。因而投剂，用此以达下焦之主气，可也。

按：此方甚有道理。下注之疾，以巴戟达之，久蕴湿热，以大黄清之，升降法中求之，悟得时便有许多妙用。

61. 一人患齿痛，两尺洪数有力，乃肾中火邪盛。易思兰[③]用川柏三钱，以滋水泻火，青盐一钱为引，升麻一钱，升出肾中火

① 《衍义》：系《金匮方论衍义》，3卷，元末明初赵良仁（字以德）约1368年著。

② 刘潜江《本草述》：刘若金著，因其是潜江人，故称之。

③ 易思兰：明代医生，名易大艮，字思兰。有《易氏医案》1册。

邪，药入口且嗽且咽，服后即觉丹田热气上升，自咽而出，进二帖愈。（一升一降，虽有虚实之异，其间治法要亦殊途而同归。）

又《古今医案》载叶氏治齿痛，用山萸肉、五味子、女贞子、旱莲草、怀牛膝、青盐而愈。取酸咸下降，引肾经之火归宿于肾，与易公方一上一下，颇有意旨。

62. 包络为心主之宫城，血脉为包络之支派。邪入包络则神昏，邪入血脉亦神昏，但所入之邪有浅深，所现之症有轻重。其神昏全然不知人事者，邪在包络也，宜用紫雪、至宝等，以开其闭。其神昏呼之即觉，与之言亦知人事者，邪在血脉也，脉必兼涩滞。以脉为血府，邪闭血脉，故涩滞。此须重用桂枝，佐归须、赤芍之类，以通血脉，如热盛略佐凉，无热必须温通，盖血得凉则愈闭也。

63. 喘咳息促，吐稀痰，脉紧，无汗恶寒，舌白滑者，此属寒饮。用小青龙汤，外发寒，内蠲饮。

喘咳息促，吐稀痰，脉洪数，右大于左，喉哑者，此为热饮。用杏仁石膏甘草汤，开肺清热。

64. 凡三阳证，邪未入里归腑，尚在散漫之时，用承气汤误下之，则热不解而下利，神昏妄言见矣。当苦清以通腑气，拟用葛根、黄芩、黄连、甘草，解肌开表，斯成表里两解之法。①

65. 虚证用补，慎毋欲速，药即对证，数十剂或百十剂乃可。医者拿不定，则见异而迁，病者信不真，则半途而废。②

66.《内经》及仲景所谓厥者，手足逆冷耳，故有寒厥、热

---

① 此条与存存斋医话一集47条、存存斋医话续集40条大体相同。

② 此条与存存斋医话一集48条、存存斋医话续集39条后半段同。

厥之辨。今人所谓厥者，乃晕厥耳，亦兼手足逆冷，而其重乃在神昏若死也。向来混于一处，最误后学。

67.《经》云：饮入于胃，上归于肺。又云：谷入于胃，乃传之肺。是饮食虽殊，皆由肺气之通调，则溺粪虽异，皆禀肺气以传化矣。

68.《玄珠》曰：上下睑肿者，脾气热也。一曰脾之候在睑，睑动则知脾能消化也，脾病则睑滞嗜卧矣。又曰：脾气虚则睑肿（睑音检，俗呼为眼胞，又名眼眶）。霍乱大吐泻后，目陷，上下两眶青如磕伤，此土败木贼，不治。又丹溪曰：阳明经有风热，则为烂眼眶。（《随息居霍乱论》内分寒热两门，及阳虚暴脱之症，辨别甚难）。①

69. 疟母必用鳖甲煎丸。丸中除去人参为大谬，或以参汤送之，参力已过，丸力才行，譬如悍卒无良将统驭，步伐岂能整齐。

又按：此方偏于寒削，若阳虚者不宜，唯仲淳疟母丸重用参、桂为宜。

凡疟之寒甚者，战栗气急，虽覆棉不解，不知者当寒作时，恣饮姜汤、火酒，寒不能祛，而其热作必甚，助其火也。《准绳》一说殊妙，谓疟之作寒，乃阳气陷入阴中，须升提之。

食疟，因饮食不节，中脘生痰，加以风气乘之，故食饥而不能食，食而支满，腹大善呕。实者二陈加枳壳、草果；因饥饱劳逸而发，日久不止，脉虚者，理中汤加枳实、青皮。疟邪藏于皮肤之间、肠胃之外，此营气之所舍也。

---

① 此条与存存斋医话一集87条、存存斋医话续集43条前半段大体相同。

厌疟之法，有效有不效，人每疑之，而不知其所以然也。盖疟以邪正相争，其感之浅者，乃少阳胆经病也。唯其邪本不甚，则邪正互为胜负，当其互争之际，但得一助之者则胜。故不论何物，皆可用以为厌，但使由之，勿使知之，其人恃有所助，则胆气略壮而邪即败矣，即《内经》移精变气之意也。

按：十二经皆取决于胆，胆气壮自能却邪，非必少阳胆经疟，始可用厌也。

王肯堂曰：治疟唯足厥阴最难得汗，其汗至足方佳。又云：疟疾取汗非用麻黄辈，但开郁通经，其邪即可散而为汗矣。

久疟不止，元气虚甚者，用人参、常山各五钱，剉碎，微火同炒，去常山，只以人参煎汤，未发前服，屡验。

70. 甘苦合化阴气利小便之法，举世不知。在《温热门》中诚为利小便上上妙法。盖热伤阴液，小便无由而生，故以甘润益水之源。小肠火腑，非苦不通，为邪热所阻，故以苦药泻小肠而退邪热。甘得苦则不呆滞，苦得甘则不刚燥，合而成功也。甘属土，火属苦，得火土相生之意。

71. 凡泄泻宜用丸药，盖土恶湿喜燥，即用汤剂，亦须浓煎少服。盖汤者，荡也。脾虚者所忌，以服下即行，不能久注胃中耳。

72. 亡阴亡阳，相似而实不同。亡阳则脉微，汗冷如膏，手足厥逆而舌润。亡阴则脉洪，汗热不黏，手足温和而舌干。但亡阴不止，阳从汗出，元气散脱，即为亡阳。然当亡阴之时，阳气方炽，不可即用阳药，宜收敛其阳气，不可不知也。亡阴之药宜凉，亡阳之药宜热，一或相反，无不立毙。标本先后之间，辨在毫发。

亡阴宜凉药，亡阳宜热药，然二者之中，略带甘润为妙。

73. 凡人胃气调和，则营气从中焦上蒸于肺。脾气不运，则营气不能上蒸，或从郁火而滞于左胁，或夹痰湿而凝于右胁，或留糟粕而滞于小腹，故脾气衰惫之人，腹胁常硬满也。凡腹胀满漫肿虚大者，属气滞；肿硬光亮者，为水结；少腹虚肿而痛，有青紫筋膜绊于腹皮者，为瘀积也。

为气滞，为水结，为瘀积，路路宜辨明，斯路路有治法。

74. 伤食与停食，宜分两项。伤食者，饮食自倍，肠胃乃伤，病在不消化。

停食不论食之多少，或当食而怒，或当食而病，在气不能化也。治伤食宜偏重于食，或吐、或下、或消。若停食则偏重在气，唯理气而兼之以消，吐、下之法，不可用也。大都伤食当上、中、下三焦，而停食则专在胃脘也。

伤食者，气为食厌，故以消食为先，而佐以顺气。停食者，食为气滞，故以理气为先，佐以消食。

75. 东垣曰：足太阳膀胱之气逆上，引手太阳小肠之脉下行，致足厥阴之脉不得伸，其任脉并厥阴之脉，逆如巨川之水，使阳气下坠，致两睾肿大，谓之曰疝，大甚则为㿗。又在中之冷气致阳气不舒，而下坠亦为疝痛。

76. 干血痨，由干血而成痨也。以润剂滋其干，蠕动啖血之品，行死血，死血既去，病根已划，然后可从事乎？滋补之剂，仲景大黄䗪虫丸为万世医方之祖欤。

77. 河间刘氏尝著《三消论》，谓五脏、六腑、四肢皆禀气于脾胃，行其津液，以濡润养之。三消病皆以燥热太甚，三焦、脾胃之腠理拂郁结滞，致密壅滞，复多饮于中，终不能浸润于外，荣养百骸，故渴不止，小便多出或数溲也。

按：此即“不得横遍，必为竖穷”之义。盖肠胃不特上下相通，亦内外相通，肠胃之腠理致密壅滞，饮下之水不能浸渗于外，而唯直注于下，故饮水多而小便亦多也。

78. 人之汗为津液所化，而汗之出为气机所转。迨经感邪，阻遏肺气，为邪阻不能布津，外通毛窍，故身无汗，寒热疼痛，气为邪阻，不能布津，上濡清窍，下通胃肠，故口干舌燥，胸惫气逆，二便不调。

79.《菽园杂记》云：空屋久闭者，不宜辄入，先以香物及苍术之类焚之。俟郁气发散，然后可入。不然，感之成病。久闭眢井窨窑，尤宜慎之。又熊三拔《太西水法》载避震气说云：地中之脉，条理相通，有气伏行焉。强而密理，中人者九窍俱塞，迷闷而死。凡山乡、高亢之地多有，泽国鲜焉。此地震之所由也，故曰震气。

80. 临病必按其腹，详见于《四十九难》杨元操、丁德用注。此医家四诊之外，不可缺之事也，谓之腹诊。

81. 阅《古方选注》，大半夏汤用半夏、人参两味，和白蜜扬之二百四十遍，煮服，治胃反者，胃中虚冷。脾因湿动而不磨谷，乃反其常道，而为朝暮吐，以半夏辛温利窍除寒，人参扶胃正气，佐以白蜜，扬之二百四十遍升之、缓之。俾半夏、人参之性下行不速，自可斡旋胃气。

82. 胞胎在腹，如天之包地，如鸡之含卵，四面皆血以养之，气以摄之，不专恃一条胞脉系肾，以为根绊。若气虚不足以摄提，血虚不足以涵濡，则其胎自落。怀胎每至二三月即坠者，谅由阴虚热燥，如涸辙之鱼，不能久活。

83. 食减胃衰，寒疝窃踞，饮浊上干，咳吐涎沫。西江喻氏谓：浊阴上加于天，非离照当空，气雾焉能退避，乃反以阴药附助其阴，阴[1]霾冲逆，肆虐莫制。

84. 丸剂皆药之渣滓，脾胃弱者往往运化殊艰。凡治阴虚须滋补者，悉熬取其精华，而以可为佐使者，搜和匀，捣成丸，不但药力较优，而且饵之易化。（如米粉、藕粉、山药粉、牡蛎粉之类，均可搜捣。）

85. 用药补阴避其凝滞，补阳避其辛燥。所谓嘘以阳春，凝以雨露。肾水久虚，其足以供风火之挹取者几何。

86. 喻氏治疫，以逐解为第一义。上焦如雾，升而逐之，兼以解毒；中焦如沤，疏而逐之，兼以解毒；下焦如渎，决而逐之，兼以解毒。营卫既通，乘势追拔，勿使潜滋。

87. 复脉汤行阳行阴[2]，盖欲使阳复行阴[3]中，而脉自复也。后人只喜用胶、地等，而畏姜、桂，岂知阴凝燥气，非阳不能化耶！

存存斋医方杂录

88. 肾囊作痒，搔之则痛方：

蛇床子、归尾、威灵仙、苦参各五钱。

煎汤，熏洗，或蛇床子同葱、椒煎汤，熏洗。

89. 口疳吹药方：

人中白一两，川柏一两，青黛一钱，枯矾三钱，文蛤三钱，

---

① 阴：原文为“阳”，疑误，改。另：存存斋医话续集167条为“阴”。

② 阴：原文为“阳”，疑误，改。

③ 阴：原文为“阳”，疑误，改。

紫甘蔗皮炭五钱，加冰片少许。为细末，吹之。

90. 治误吞金、银、铜、铁、铅粉方：

白蜜八两，猪油四两，熬去渣，芒硝三钱。

先用白蜜入锅内溶化，滚数滚，掺入猪油，搅匀，然后再将芒硝和入。缓缓食之，少顷所吞之物即从大便包裹而下，极为神验，不伤肠胃。

91. 治服生鸦片方：

藜芦五钱，生军三钱，甘草二钱，胆矾二钱，木通二钱。

共五味，去渣，调入白蜜二两，和匀服。

92. 雷真君逐火丹：

汤火伤猝然而来为害最烈。余友马培之言：陈远公书内雷真君逐火丹甚效。有人被火药炸伤，头面肿腐，咽痛气阻，汤水难入。又一妇人遭回禄①遍身，几无完肤，两臂发黑，呼号不已，用此方二剂，痊。

当归四两，生黄芪三两，茯苓三两，大黄五钱，甘草五钱，黑荆芥三钱，黄芩三钱，防风一钱。

水煎服，此方大有意义。当归为君，以之和血。黄芪为臣，托其正气，使火邪不致内攻。茯苓泄肺中之热；大黄、黄芩泻阳明之火；甘草解毒定痛；荆、防使邪火仍从外出。屡用屡验，分两不可丝毫增减。至外治法，莫过于小粉②，且最简，较《外科正宗》之罂粟膏胜多矣。

附外治法：用麻油涂烂处，以陈小粉扑之，即止痛生肌。

---

① 回禄：传说中的火神吴回、陆终的合称，此指火灾。

② 小粉：为小麦麸洗制面筋后澄淀的淀粉。《纲目》："醋熬成膏，消一切痈肿，汤火伤。"

93. 治水肿神方：

如分两减轻，或二日服一剂，即不效。茯苓二两，白术土炒一两，赤小豆一两。

上四味，大罐浓煎，须一日夜服尽，三日连服三剂，小便通畅，肿即消矣。加枳实、车前草，亦可。此方载在汪谢城先生所刊方甲内（查方用有大麦芒五钱，如无，则以麦芽代之）。

94. 蛤蚆膏：

世交张畹香传余，治瘰疬，修合数料施送，颇著效验。阅方书，即金锁比天膏也。不特治瘰疬，能治发背痈疽诸疮，故录此方。

紫花地丁一斤，刘寄奴去泥根一斤，苍耳草连根叶子一斤，豨莶草一斤，野苎麻根一斤，穿山甲一具或净甲一斤，蛤蚆皮一百张或用干蟾一百支更妙。

用真麻油十二斤，内将四斤先煎穿山甲枯焦，余药入八斤油内，加黄酒、葱汁各两碗，文武火煎，药枯去渣，复煎至滴水成珠，每药油一斤，加飞丹八两，嫩老得所，离火不住手搅，下五灵脂（去沙净）、大黄，各净末，四两，待温再下白胶香四两（即芸香末），成膏。水浸三四日用。专治发背痈疽，无名肿毒，疔疮鼠串，马刀瘰疬，紫疥红丝，鸦焰漏睛[①]等疮，两骽[②]血风，内外臁疮，鱼口便毒，杨梅结核，金疮杖疮，蛇蝎虫咬，虎犬人伤，顽疮顽癣，久流脓血，万般烂疮，风寒痰湿，四肢疼痛，乳癖、乳岩不论未破已破，并用葱椒汤洗净，贴之。如初发势凶，

① 漏睛：是指目内眦部常有黏液或脓汁自穴窍处溢出的眼病。见《太平圣惠方》卷三十三。

② 骽（tuǐ）：古同“腿”。

将膏剪去中心，留头出气，不必揭去，一膏可愈。摊时不可见火，必须重汤化开为妙[①]。

95. 塌气丸：

治寒气郁结，肚腹虚胀。

胡椒仁一两，全蝎尾五钱，洗净，炒干去毒，滚醋泡去盐。

上以胡椒略去皮取净，一两，炒过，和蝎尾研末，面糊丸，极小，每服一二钱，陈皮汤送下。

又《医通》载塌气丸，治肝气乘脾腹胀，二味分两，同上为末，面糊为丸，粟米大，每服二三丸，米饮下。

96. 小儿晬嗽丸：

治乳子百日内有痰嗽壅喘者，谓之百晬嗽[②]。

川贝五钱，甘草半生半炒，二钱五分。

上以淡姜汤润湿，饭上蒸过，共研细末，沙糖为丸，龙眼核大，米饮化下。

97. 锅焦丸：

小儿常用健脾消食。

锅焦炒黄，三斤，神曲炒，四两，砂仁二两，山楂肉四两，蒸莲肉去心，四两，鸡肫皮炒，一两。

共为细末，加白糖，米粉和匀，焙作饼。

98. 麦门冬汤：

麦冬四两，不去心，人参一钱，制半夏二钱，炙甘一钱，粳米三钱五分，大枣二枚。

此方治火逆上气，咽喉不利，上逆下气。陈修园《女科要

---

① 此条与存存斋医话二集18条及存存斋医话续集88条大体相同。

② 百晬嗽：指婴儿出生百日内患咳嗽、气急、痰涎壅盛等症。

旨》移治妇人返经、上逆、吐衄等证。盖以此方专入阳明，阳明之脉以下行为顺，上行为逆，冲任[①]之脉，丽于阳明；三经主血，故以此方为正治之法。若去粳米，加蜂蜜八钱，取百花之精华，以补既亡之胃阴，更为周到。然阳明虚火而逆者，固宜此汤[②]，阳明因虚寒而逆者，舍吴茱萸之温降，将何道以镇纳之乎？

99. 牛黄夺命丹：

治小儿肺胀，喘满胸膈，气急，两胁扇动，陷下作坑，两鼻窍张，闷乱嗽喝，声嗄不鸣，痰涎潮塞，俗云马脾风[③]。若不急治，死在旦夕。

白牵牛、黑牵牛半生半熟各一两，川大黄一两，槟榔一两。

上为细末，三岁儿每服二钱，冷浆水调下。一云用蜜调。

100. 苁蓉润肠丸：

治发汗过多，耗散津液，大便[④]秘结。

肉苁蓉酒浸焙二两，沉香另研一两。

上为末，用麻仁汁打糊丸，如桐子大，每服七十丸，米饮下。

101. 丹溪掩脐法：

治大小便不通。

连根葱一二茎，带土生姜一块，淡豆豉二十一粒。

上盐二匙，同研作饼，烘热，掩脐中，以帛扎定，良久，气透自通，不通再换一饼。

---

① 冲任：存存斋医话续集92条为“冲逆”。

② 固宜此汤：原文疑脱，据存存斋医话续集加。

③ 马脾风：又名风喉、暴喘。出自《医学纲目》。多因胸膈积热，心火凌肺，痰热壅盛所致。

④ 大便：原文为“大腑”，疑误，改。

102. 治吐血方：

用经霜败荷叶烧存性，研末，新汲水调服二钱。

按：本草荷叶灰止吐血，莲房灰止泻血。

103. 补胞饮：

产间伤动胞破，终日不小便，但淋沥不干，用天然黄丝二两，不用染者。丹皮、人参、白及各一钱，水煎至丝烂，如饧[1]，服时勿作声，作声则泄气无效，能经月常服，更妙。

104. 治中风昏仆省后，筋脉挛结，肢体疼痛，或半身不遂，用八角树皮（俗名老鼠刺树，高三五尺，冬结红子）鲜者取皮四两，木莲叶（似茶花叶而色老，生于土墙头上者多）一岁用一片，无灰酒二斤，煎至两杯，作二次服，大有奇功，四服全效。（《文堂集验方》仁和何东惠川辑）

105. 治痰火年久不愈者，用饴糖二两，豆腐浆煮化，多服即愈。又鸡蛋用豆腐浆冲服，久则自效，盖鸡蛋能去喉中之风也。

106. 肺有宿寒用水灸法。夏月三伏中，用白芥子一两，延胡一两，甘遂、细辛各五钱，共为细末，入麝香五分，杵匀，姜汁调涂肺俞穴，涂后麻瞀疼痛，切勿便去，三炷香足方可去之，十日后一涂，三次除根。

107. 族弟妇患肝气病，久而将成膈证，食物呕吐，旋得一方，服之愈。

黑脂麻炒一汤碗，茴香炒二两，糯米炒黄一升。

三物共磨末，临服拌入白糖。其证不能进食，食辄呕出，唯每日五更时可以吃食。此方初吃，亦不受，后于五更时吃之，连

① 饧（xíng）：似糖稀、糖块、面剂子等物。

吃数日之后，不拘时候，亦能吃，胃口亦渐渐开矣。

108. 治妇人乳头开化，其痛异常。用茄子老透开化者，摘下阴干，煅，存性，研末（此物不易得，须预为购求），少加真冰片，调麻油搽之，立愈。

109. 导水茯苓汤，治水肿，诸家极赞其妙。

赤茯苓三两，泽泻三两，麦冬三两，生白术三两，桑白皮一两，紫苏一两，槟榔一两，木瓜一两，大腹皮七钱五分，陈皮七钱五分，春砂仁七钱五分，木香七钱五分。

每服二两，水二杯，灯草三十根，煎八分，食远服。病重者，可用五两浓煎，五更服。

水肿证，头面手足肿，如烂瓜之状，按而塌陷，胸腹喘满，不能转侧安睡，饮食不下，小便闭涩，溺出如割，或如豆汁而绝少，服诸药不效者，用此渐利而愈。

110.《本事方》大黄汤，治冷涎番胃，其候欲发时，先流冷涎，次则吐食，此乃劳证，治之不早，死在旦夕。

用大黄一两，生姜自然汁半茶盏，炙大黄令燥，又淬入姜汁中，如此淬尽，切焙为末。每服二钱，陈米一撮，葱白二茎，水一大盏，煎至七分，先食葱白，次服其药，不十日去根。

此方命意甚好，生姜辛开，大黄苦降，服时当缓缓细呷之，令渐渐开降也。

111. 治水气，用羌活、萝卜子各等分，同炒香熟，去萝卜子不用，以羌活末温酒调服二钱，一日一服，二日二服，三日三服，取效。

此出许学士《本事方》，名羌活散。

112. 治中风实证，痰涎胶塞，迷惑不清者，用葶苈子三钱，白芥子三钱，甘遂一钱，研细末。每服五分，痰涎即从下行，此救急法也。

113. 吊脚痧证至速，服药不及，必先外治。急用糟烧[1]一大碗，烫热，入斑蝥[2]末搅匀，乘热熨四肢，数人用手连拍之，冷则更，熨至小便通，转筋自止，再饮煎药。

114. 治赤白二浊及梦遗方：

生大黄二分，研末，鸡子一枚。

将鸡子敲碎一孔，入大黄末，在内纸贴好，煮熟空心食之，吃四五枚即愈。

115. 治脱肛方：

雄猪大肠一尺，入升麻末四两在内，扎两头，煮烂，去药食肠，即收上。如收上即脱下者，气虚寒也，另服补药。

116.《千金翼》治痰饮、吐水发无时，候其原因，饮冷过度，遂令脾胃气弱，不能消化饮食，饮食入胃，皆变成冷痰涎水。用赤石脂火烧，捣极细末，每早晚各服二钱，干姜汤调下，此方亦可治反胃吐食物者。

117. 治肝胃气，如神（此方许晋斋传）：

娑婆子炒四两，陈木瓜炒二个，煅瓦楞子四两，生蛤粉（切勿经火）一斤，陈香橼炒二个，煅牡蛎四两。

共为末，砂糖为丸，如桐子大，每服三钱。

118. 治淋证：

生军二钱，牙皂一钱，滑石五钱。

共为末，黄酒炖开，冲去滓，饮酒，虚人减半。

---

① 糟烧：原文为“烧糟”，疑互倒，据存存斋医话五集改。

② 斑蝥：原文为“斑猫”，据今之习称改。

119. 酸甘化阴，以制浮阳上亢，用蒸熟乌梅肉一钱，冰糖三钱，煎汤饮（《叶案存真》）。

120. 醋制香附一斤，巴豆一两，同炒巴豆，黑色去之。醋打面糊为丸，如桐子大，米饮下五十丸，治有积成形者。

121. 解食鸦片方：

胆矾八分，研末，白芥子用生者研细末，约两匙。

二味和半，滚水调匀，令饮下，如不吐，多饮清汤，胸满必吐矣。病者勿任其昏睡，以清水喷其面，常使惊醒，扶而行之更妙。

122. 喉痹吹药：

白矾末一钱，同巴豆一粒同炒，去巴豆，取矾研细末。吹之即吐浊痰，名碧云散。

123. 大指、二指手背微窝处为经渠穴，治牙痛久不愈，用蒜泥敷之，过夜起一小疱，愈。

124. 小儿黄如金色，因积滞凝于脾家，以糯稻草煎浓汤，饮之效。

125. 单腹胀，脐突口干，溲滴如墨，令取干鸡矢一升炒，研为末，分作数服。每次加大黄一钱，五更酒煎服。初服腹鸣便泻数行，腹胀稍舒，再服腹软腹宽，又服数日，十愈六七，更用理脾，数服而瘳。

126. 正舌散，治中风，舌本强硬，言语不正。

蛇梢去毒一钱，茯苓四钱，薄荷四钱。

为末，每服一二钱，温酒调服，或搽牙颊间亦好，此方出《圣惠》。余谓：每服一二钱，未免太多，每服一二分可也。且宜频频服之，使药气常在舌间，不令药过病所。

127. 便血方，老友陈载安之子琴六传：

生瓜子壳一两，生桑皮三钱，樗根皮一钱五分，地榆炭三钱。

128. 鼻息[①]丹方，马培之传：

苦丁香即甜瓜蒂，甘遂，白螺蛳壳墙上日久者良，草乌炭。

上四味为末，麻油丸如鼻孔大，每日塞之。

又方：用藕节二枚，炙研，嗅之。

又方：用漆店揩漆，丝棉瓦上煅炭，置泥地上一夜，出火气，研细，嗅之。

129. 薏苡仁一两，水二斤，煮至一斤半，入甘草四五钱，干莱菔子一两，去渣，食。治发热久咳嗽，小便不利，溺管痛。

130. 凡治燥痰，取紫口蛤蜊壳，炭火煅成，以熟瓜蒌连子同捣和成团，风干用最妙。

131. 猪肚大蒜汤，治鼓胀。

雄猪肚子一个，装入大蒜四两，槟榔研末、砂仁研末各三钱，木香二钱，砂锅内用河水煮熟，空心服猪肚，立效。

132. 淋洗囊肿方：

连须葱白头十一根，川椒一两，麦冬炒焦一两，地肤子一两。

四味煎汤，淋洗囊上良久，次日再洗，以消为度。

133. 癫狗、毒蛇咬人者多死，诸书治法不甚验。萧山韩氏所传五圣丹效，录出以广其传（《冷庐杂识》）。

当门子一钱，冰片一钱，火硝三分，雄黄一钱，九制炉甘石一钱。

---

① 鼻息：病名。系指鼻孔内生肉塞满的病证。

上药共研末，男左女右，用竹耳挖，点近鼻处大眼角七次，隔一日再点七次，再隔一日又点七次，虽重伤自愈。若犬咬至二十日外者，亦不治。若用药后，误食羊肉，用药再治，至二十日外者亦不治。宜忌羊肉发物四十九日。兼治痧证闷死，伤寒发斑不出者，亦宜用此药点眼角，男左女右。

134. 治噎膈，用烧酒一斤，浸海蜇头一斤，入瓷瓶内，埋地数年，则海蜇化为水矣，取饮半酒杯，妙。

135. 灸法治寒湿肿胀最稳最效，以病人男左女右中指中节为身寸（《验方传信》）。

上脘一穴，在脐上六寸；中脘一穴，在脐上四寸；下脘一穴，在脐上三寸；章门两穴，在中脘穴左右各开四寸；神阙，即脐中；天枢二穴，在脐旁各开二寸，水分一穴，在脐下一寸半；关元一穴，在脐下三寸；中极一穴，在脐下四寸。

诸穴各灸十四壮，神阙一穴用厚姜片安脐中，加艾其上，灸之有累日，灸至三五百壮及千壮者，竟能生助真阳，拔除沉痼。要在识之于早，迟则无济。凡胀满起自病后、产后及服攻克药，而日甚，内无热渴，烦闷即渴，亦不消水，或得水反甚者，皆宜。

136. 风痹久不愈灸法。

凡肩背、腰俞、臂、腿、环跳（臀腿交接处是）、骨骱等处，感受风寒湿气，积久不散，渐致漫肿无头，皮色不变，常酸痛抽掣或麻木，不能转侧动摇者，先将手按揿极不快处，点定多灸之，自能消散。失此不治，日久成毒，经年累月，难收成功，且多殒命，不可不早治之。

沉香、母丁香、广木香、炒穿山甲各五钱，乳香灯心炒三分，当门子一分。

共研匀细，以核桃壳半个（拣好者），装满药末，覆上点处，壳外水调干面，作圈围住，不令动移泄气，再加湿荷叶一张护之，以防火脱下烫肉，作龙眼肉大艾炷，安壳上，灸七壮，热始直下，再灸至热不可忍乃止。明日照法再灸，不出三五次，无不消散，绝不成毒。每灸后，盖以旧帛缓缓摩荡数百次（《验方传信》）。

137. 治烟漏方：

先用苦参子四十九粒，用桂圆肉包好吞下，随服后方（上虞东门外，钱友兰传）。

生地三钱，当归勿油钱半，枳壳陈面拌炒八分，川芎六分，人参好东洋参代钱半，黄芩一钱，秦艽一钱，生槐角二钱，升麻四分，防风八分，地榆炒黑钱半。

138. 妇人产后二三月间，身忽发热，逾时暂解，始则数日一发热，继则越发越勤，后则脉数身热，无暂解时，体倦食减，面色萎黄，似外感，或似内伤，咸谓蓐劳。但蓐劳乃产后月内病，因坐草艰难所致，此则产后二三月病，似同而实异，俗称产母病也。医治始用表解，旋用养阴清热，后用理胃补虚，总归无效。脉象虚数，沉分带弦，奄奄成怯。殊不知由产后八脉空虚，恶露未尽，夫妇同房，致将恶露阻住子宫，是以血络日渐瘀积，气亦窒滞，一身气血不能昼夜流通，而营卫不调，身热作矣。治法不外“补气通血”四字，盖气为血帅，气不足则瘀难通，故补气通血不可偏废。夫血温则行，寒则滞，若但知养阴清热，则血更滞，而热更甚。热久不解，势必血渐涸而气愈馁，欲望不成，劳证得乎？录两方，临证加减。

延胡索散，治妇人产后房劳。

延胡二钱，赤芍二钱，生蒲黄二钱，肉桂二钱，琥珀二钱，当归二钱，红花二钱。

上药用醋浸一宿，为细末，每服二钱，七服而尽，陈酒送下。如虚，用参汤送下。

又：八珍加味汤。

人参三钱，白术三钱，茯苓三钱，炙甘六分，熟地四钱，当归三钱，赤芍钱半，川芎一钱，桃仁泥三钱，新绛一钱，苏木钱半，五灵腊三钱，桂心五分，延胡钱半，陈皮一钱，生姜三片，大枣二枚，葱管三根，大红鸡冠花一两，如用干者减半。

上方补气四君子，补血四物，行气用陈皮、延胡，行血用桃、绛、苏、脂。用桂者，血得温则不滞。姜、枣和营卫，葱管直走冲脉，红鸡冠花《纲目》但言活血，却能引领众药入子宫，为此证必用之专药。因其形似猪肚中之生窠，故为子宫引经。此说得自宜兴屠渐斋所传，加酒一杯煎服，十剂必有验。（咸丰四年，仲秋锡山顾文山识）

139. 产后喜笑不休，一老妪云：产时被侍者挟落腰子[①]使然。用乌梅肉二个，煎汤服之，效。

140. 恶露过多不止，伏龙肝二两，煎汤澄清，烊入阿胶一两服。如不止，加入人参。

141. 难产久坐，风入胞门，致腹痛欲绝，其脉浮而弦，续断一两，防风五钱，服之立愈。

---

① 腰子：即肾脏，绍兴方言称谓。

142. 坐草过早，产户伤怀[①]，红肿溃烂，痛不可忍。用蒸包子笼内荷叶，煎汤洗，日三次，两日愈。

143. 小便不通，《产乳集》用盐填脐中，令平，葱白捣，铺一指厚，安盐上以艾炷灸饼上，觉热气入腹内即通，最灵。

144. 乳痈已成，胡桃隔纸上焙燥，研末，每服三钱，红糖调匀，温酒送下，三服，无不痊愈。

又：用玫瑰花五七朵（干者亦可），醇酒煎服（烫酒极热，冲服亦可），即以花瓣摘散，铺贴患处，三两次可愈，即已成硬块者，亦可消散（陈载安曾经活验数人）。

145. 周公百岁酒方：

蜜芪二两，当归一两二钱，茯神三两，潞党参一两，羌活八钱，橘络一两，红枣三斤，麦冬一两，白术一两，熟地一两二钱，生地一两二钱，防风一两，萸肉一两，肉桂五钱，五味子八钱，川芎一两，龟胶一钱，枸杞子一两，冰糖二斤。

泡陈绍酒二十斤，隔水煮一炷香，埋地中七日，随量日饮（用烧酒亦可，不若绍酒平妥也）。

146. 定风酒方：

天冬、麦冬、生地、熟地、川芎、五加皮、牛膝、秦艽各五钱，桂枝三钱。

上九味，以绢袋盛之。以滴花烧酒[②]二十斤，净白蜜、赤砂糖、陈米醋各一斤，搅匀，浸入瓷坛，豆腐皮封口，压以巨砖，安水锅内，蒸三炷香（坛须宽大，则蒸时酒弗溢出也），取起，

---

① 怀：疑为坏。

② 滴花烧酒：烧酒即白酒。滴花是烧酒经摇晃后，在酒的表面所形成的泡沫。古人通过看酒花可大致确定烧酒的质量。

埋土中七日，此内府方也。功能补血息风而健筋骨，且制法甚奇，凡患虚风病者，饮之辄愈。而药味平和，衰年频服，极有裨益，并无流弊。

按：酒性皆热，而烧酒更烈，韧如羊肠，润如猪脂，并能消化，故不但耗谷麦，亦最损人，尤宜禁之。然治病养老之功，亦不可没。此方用药深有精义，洵属可传。但饮贵微醺，不可过恣，始为合法。虚寒衰老之人，寒宵长夜，苦难酣眠达晓，宜制小银瓶，略如鼻烟壶式，口用旋盖，以暖酒灌入，佩于里衣兜肚之间。酒可彻夜不凉，丁夜[1]醒时，饮而再睡，不烦人力，恬适自如，补益之功甚大。

147.《椿田医话》载制鸡矢醴，治《内经》所谓心腹满，旦食不能，暮食为鼓胀。

雄鸡矢白四两，无灰酒四两炒干；陈仓米二两，巴豆不去油十枚，老丝瓜络一两，无灰酒二两，同炒焦，去巴豆、瓜络；蟾蜍一个约重四两打烂，砂仁末二两，无灰酒二两，同炒焦，去砂仁。

上三味，无灰酒一斤，长流水三斤，煮数千滚，约减半，布袋绞汁澄清，分三五次温服。

又载变体倒仓法：黄牛肉一斤，煮汤一碗，去油净，空心早服，服二十日为度，如无效再服，至有效为止。此药缓服不迫，屡奏奇功，较丹溪法为稳。

凡沉疴痼疾，诸药罔效，皆可行此法。

148.《椿田医话·淋浊论》曰：淋浊证乃二证合一言之也。淋出溺道，浊出精道。淋者，小便淋沥，涓滴化痛，若不痛，即

① 丁夜：四更的时候，凌晨一时至三时。

是遗溺。《素问·奇病论》曰：有癃者，一日数十溲者，淋证之本原也。浊者，败精浊滞，阴道不兴，浸淫不已，荡有至止，即是精滑。《素问·痿论》曰：思想无穷，所顾不得，意淫于外，入房太甚，宗筋弛纵发为筋痿，及为白淫者，浊证之本原也。沙淋、石淋者，溺管中生小疡，窍流脓液，凝结而成，随小便荡流而下。《素问·至真要大论》曰：太阳之胜，阴中乃疡，隐曲不利，互引阴股。此沙淋、石淋之本原也。巢元方以浊由劳伤肾气，淋属肾虚，膀胱有热极是，然未及淋浊之证，据在溺在精，有痛无痛，孰为浊孰为淋之别。刘河间以小便浑浊为浊证，引天热则水浑，水寒则水清，水体清、火体浊为验者，水液之浊，诸病皆然，不得为之浊证。盖未解《痿论》篇之义，浊乃败精所致也。又以水衰而沸热，客其二阴，郁结则痿痹而神无所用。故溲便遗失，为淋者溲便，既然遗失，何得为淋，亦未达。《奇病论》有癃者，一日数十溲之旨。李东垣以淋证当分在气在血而治之，以渴与不渴为别，论治则善，亦不言淋证所以为淋之故。朱丹溪以淋证皆属于热，以浊主湿热，有痰，有虚，赤属血，白属气，痢、带同法。大率皆是湿痰流注者，以淋属热，固是以浊同乎？痢、带则否。盖其意须以湿热为主，为未达《痿论》篇之白淫为浊，《奇病论》之癃者，一日数十溲为淋之旨，方询之以淋证乃忿怒。

醇酒厚味，房劳釀成湿热所致，则然也。以淋久煎熬水液，稠浊为膏为沙为石，则否也。余以为为沙为石，非小便凝脂也，必溺管内生小疡，如粉刺、痱痤[①]之类，犹目泪成眵，鼻涕成干

① 痱痤，即痤疮，也称小疖、粉刺。多生在青年人的面部，有时也生在胸、背、肩等部位。明代李梴《医学入门·痱痤》："痤疮因汗出冗湿而生，轻者状如撒粟。"

之义。而窍流脓液，凝结成痂，以管内浉[1]潜润泽，痂不能成，为小便荡流而下，故为沙为石。若以沙石为小便成碱，则小便中何以仅成沙石，而其称仍小便也。且小便倘都成碱，则小便永无出矣。

薛立斋以赤白二浊与梦遗精滑互参，治法盖宗《内经·痿论》之旨，与巢元方用意同。戴元礼以精塞溺道，精溺并出，淋如米疳，浊如鼻涕，浊则是矣，淋则非也。小便色如米疳，小儿多有此证，盖中气不足，为湿热所乘。《经》所谓中气不足，溲便为之变，乃水液之浊，而非淋证。王肯堂谓淋证由湿热甚，水液浑浊而为淋，本是又以服金石之药，入房太甚，则精流胞中，及饮食积痰渗入者，则皆成淋者，以湿痰败积为淋，误以浊为淋。又言：溺与精所出之道不同，淋病在溺道，浊病在精道者，又自证其以败精为淋之误。又言：患浊者，虽便时茎中如刀割火烁，而窍自清。唯窍端时有秽物，如疮脓目眵，淋沥不断，初与便溺不相混滥，犹河中之济焉者。又误以沙淋、石淋为浊证，又言精者，血之所化，有浊去太多，精化不及，赤未变白，故成赤浊者，虚之甚也，何以知之！有人天癸未至，强力好色所泄，半精半血者，论赤浊极是，如何误以败精为淋、沙石之淋为浊？岂因精塞溺道之浊，水道不得通调，小便亦刺痛涩，见其不利且痛，故误以败精为淋乎？不知沙石之淋乃溺管内生小疡，如疮疥之类，窍流脓液，凝结为沙为石，见其坚凝浊滞，故误以沙石之淋为浊乎？

张景岳云：赤浊有溺，赤有带血而赤白浊在溺，白如泔浆者，以小便水液之浊为浊证，同于河间之误。又云：浊者精者，

① 浉（mǐ）：水满。

由相火妄动，淫欲逆精，精离其位，淫溢而下者，以败精为浊则是。又云：移热膀胱，溺管刺痛，清浊并至者，又误以精塞溺道之痛，为移热膀胱之痛也。又云：有脾虚，土不制湿，水道不清，有相火已衰，心肾不交，精关不固，遗溺不止者，此又误以精溺之间，俱有浊证。又云：淋之为病，小便痛涩滴沥，欲去不去，欲止不止者，论淋证则是。又云：淋证是亦便浊之类，而实浊之甚者，但浊出于暂，久而不已，则为淋。其证或有流如膏液者，或如沙石而痛不可当者，此以淋浊精溺不分，其误更甚。盖不知沙石之淋，乃溺道中生小疡，窍流脓液，凝结如痂，阻塞水道，故痛不可当，岂可以淋为浊证之焉？

由此观之，浊主精分，与梦遗精滑一体。有梦精泄者，梦遗也；无梦精泄者，滑精也。阴道不与茎，故精浸不已，无痛者，浊证也。赤浊者，血化为精，未及变白也。淋主溺分，与癃闭[①]遗尿一体。少腹急胀，小便全无者，癃闭也。小便自下不禁者，遗尿也。滴沥淋沥，欲去不去，欲止不止而痛者，淋证也。沙淋、石淋者，溺管中生疡，窍流脓液，凝结成痂，从小便荡流而下，痛难忍也。淋乃湿热、相火为患，皆属于热，以痛为据，不得与精塞溺道之痛相混。浊乃心肾不交，败精为患皆属于虚，以不通为据，不得与沙淋、石淋之属相混。治淋浊大法，淋属热，宜清利；浊属虚，宜温补。今立竭淋煎统治诸淋，原浊散统治诸浊，二方一以带之矣。

竭淋煎：统治诸淋之出溺道，小便淋沥，溺管刺痛，如痢疾里急后重之状。其色或赤或黄而浑，或带如沙如石及血，乃湿热相火为患。若败精塞于溺道，亦能化痛，当从浊证论治。若溺管

① 癃闭：原书作癃秘，据文义改。后同。

不痛，又当从遗尿论治。《内经》曰：其下者，引而竭之，立方之意本者。

赤茯苓、猪苓、泽泻、萹蓄、瞿麦、车前子、木通、黑山栀、滑石、生甘梢、琥珀、血余炭、王不留行、菊花根汁。

血淋，加怀牛膝、地榆炭、小蓟。

沙石淋，加元明粉、鲤鱼齿（磨汁）、石首鱼头中石（磨汁）。

原浊散：统治诸浊之出精道，精败为浊，随小便荡流而下，其色或白或赤，或如鸡子清，或如鼻涕，溲自溲，浊自浊，溲浊分明有别，非淋之混浊不分可比。若其中有浑浊，如沙如石，为沙石之淋，当从淋治。如精塞溺道，亦能化痛，如淋仍从浊治，原其证即梦遗精滑之甚者。

熟地、怀药、茯苓、人参、鹿茸片、黄芪、五味子、巴戟肉、肉苁蓉、菟丝子、益智仁、远志肉。

下消如膏如糊，加龙骨、生牡蛎、羊胫骨炭。

149. 大西瓜一个，去盖，入春砂四两，大独裥蒜头一宫碗，在内仍将盖签好，外用黄泥围糊，晾燥炭火煅，去黄泥，研细末，治气食胀病（吴平格传）。

150. 初起咳嗽，气痞二三日，发有丹痧，咽喉肿痛甚，至口舌糜腐，酸壅气喘，络为肺闭而死，予从山东程司马处得异功散方，有法用之，提出一泡，以透邪毒，颇效。

斑蝥四钱，炒，去末；全蝎六分，血竭六分，元参六分，乳香六分，没药六分，麝香三分，冰片二分。

上共为细末，装入瓷瓶，临用以膏药一张，纳药如黄豆大，左贴左，右贴右，在颈内纳半日即起疱，揭去膏药，银针挑穿出水，以竹纸贴之，避风，孕妇忌贴（邵杏泉《经验方》中录出）。

151. 日本《证治摘要》（日本中川成章，斐乡辑）奥村云：痢疾久不愈者，肠中裹面，外皮烂，而下赤白如鱼脑，用大黄牡丹汤，或用薏苡附子败酱散等则速愈。

按：此仿肠痈治法，实获我心。

又云：实候而下如鱼脑者，用牡丹汤；虚候者，用《千金》驻车汤，此二方皆痛在脐以上。用桃花汤及禹余粮汤、禹余粮丸者，痛少，多在小腹。痛在脐上者，禁用止涩之药，当识此不误。

152. 吕元膺论历代诸医，其文仿梁袁昂书评体，譬喻切当，为后学之楷。则其言曰：扁鹊医如秦镜烛物[①]，妍媸不隐，又如奕秋[②]遇敌，著著可法，观者不能测其神机。仓公医如轮扁斫轮[③]，得心应手，自不能以巧思语人。张长沙医如汤武之师，无非王道，其攻守奇正，不以敌之大小皆可制胜。华元化医如庖丁解牛，挥刃而肯綮[④]无碍，其造诣自当有神，虽欲师之而不可得。孙思邈医如康成注书，详制度训诂，其自得之妙，未易以示人，味其膏腴，可以无饥矣。庞安常医能启扁鹊之所秘，法元化之可法，使天假其年，其所就当不在古人下。钱仲阳医如李靖用兵，度越纵舍[⑤]，卒与法会，其始以《颅囟方》著名于时，盖因扁

---

① 秦镜烛物：秦镜照物，美丑不能隐藏。秦，古铜镜；烛，照。

② 奕秋：古下期高手。

③ 轮扁斫轮：出自《庄子·天道》。轮扁是指春秋齐国的造车工人；斫轮，用刀斧砍木制造车轮，指精湛的技艺。

④ 肯綮（qìng）：典故名，出《庄子集释》：“肯，著骨肉。綮，犹结处也。”后遂以“肯綮”指筋骨结合的地方，比喻要害或最重要的关键。

⑤ 度越纵舍：古代军事用语，指度过险境，故意暂时放纵敌人然后一举全歼。比喻临床灵活辨证施治。

鹊之因时所重，而为之变尔。陈无择医如老吏断案，深于鞫谳[①]，未免移情就法，自当其任则有余，使之代治则繁剧。许叔微医如顾恺写神，神气有余，特不出形似之外，可摸而不可及。张易水医如濂溪之图太极，分阴分阳，而包括理气，其以古法新病自为家法，或者失察，刚欲指图为极，则近乎画蛇添足矣。刘河间医如橐驼种树，所在全活，但假冰雪以为春，利于松柏而不利于蒲柳。张子和医如老将对敌，或陈兵背水，或济河焚舟，置之死地而后生，不善效之，非溃则北矣。其六门三法，盖长沙之绪余也。李东垣医如狮弦新絙，一鼓而竿籁并息，胶柱和之，七均由是而不谐矣，无他希声之妙，非开指所能知也。严子礼医如欧阳询写字，善守法度而不尚飘逸，学者易于摹仿，终乏汉晋风。张公度医专法仲景，如简斋赋诗，并有少陵气旨。王德肤医如虞人张罗，广络原野，而脱兔殊多，诡遇获禽，无足算者。见载《九灵·沧州》翁传。

153. 斑疹：斑者，有触目之形，无碍手之质，即稠如锦纹，稀如蚊迹之象也。或布胸腹，或见四肢。以鲜红起发为吉，紫色成片者重，色黑色青者不治。

疹者，有颗粒之象，肿而易痒，即痧瘾之属。须知出要周匀，没宜徐缓，春夏多此。（斑与疹当分别，斑出于胃，疹出于肺，伤寒先表先清，邪遏于胃，而发蒸成斑。故伤寒证发斑多，发疹则仅见也。其虚斑阴斑，由于中虚寒伏，逼其浮阳外越，无根之火内动，见斑隐隐而微，色白不鲜者是也，治须温补。疹是或时毒袭入肺卫而发，或温暑时邪从肺呼受，由卫入营之证，此邪在上焦，非由先表先清之故。当辨其在气在营，而用宣肺轻透

① 鞫谳：鞫，指审理犯罪事实；谳，指检法议刑。

之法，若遇寒凉，须防抑闭，与斑之治法迥然不同。）

大抵发汗不出，或虽汗不解，胸膈烦闷，呕恶不纳，足冷耳聋，脉沉而伏，或寸关躁动，便是斑疹欲出之候。（沉伏由邪伏于内，脉道不利所致。寸关躁动者，伏邪勃发之象。斑疹将出之时，上吐下泻，其热毒从吐泻而外出，分消其势，大忌止涩。若出齐后，及将回之时，忌吐泻，恐其邪陷也。痧瘖最宜通泄，唯二便不利，为凶候。）

寒邪郁表，恶寒发热，咽痛，身上有淡红白斑，舌苔白而薄嫩者，当以荆防败毒散温散之。温毒弥漫三焦，目赤舌绛，汗出津津，发为赤斑丹疹，忌风药升散（火得风而愈上炎），宜凉膈散（肺胃热盛）。

阳毒发斑，面如涂朱，眼如喷火，六脉洪大，燥渴欲死，此阳明血热已极。毒邪传遍三焦，经络闭塞，营卫不通，非三黄石膏汤，不能解救。（三焦表里，俱被热毒蒸灼，须两解表里之热邪，斑疹方能透达。）

伏斑证，伤寒邪入太阴，脉静神呆，舌心灰黑，或时感过经不解，舌苔灰黑（太阴为湿土之脏，脾与胃相联，阳邪故易传入，舌灰黑者太阴，湿与热相蒸也），或中心黑晕，肌表不甚发热，脉似沉缓（邪热陷入，抑遏不宣，故表不甚热，脉见沉缓），但神识不清，或郑声作笑，此阳邪陷入太阴，仿伏斑内发，法宜宣通气血，透提斑毒（不可误认为邪退正虚，进滋补），如连翘、赤芍、银花、紫草、楂肉、槟榔、天虫、刺蒺藜、犀角、角刺之类，斑疹外达，自然毒透神清。

劳倦内伤，虚火游行于外，亦有淡红斑点，其身痛心烦寒热，虽与外感同。第脉虚大（中虚之象），或气口独大（元气虚不收摄），倦怠懒言，动则自汗为异（阳虚不固），投补中益气汤，熟睡，汗止身凉（此中虚稍夹微邪，用补正略佐达邪）。

阴斑因有伏寒，或误进寒凉，逼其虚阳浮散于外，其斑点隐隐而微，脉虽洪大，按之无力，或六脉沉微，手足逆冷，苔白滑（寒湿苔），或黑苔胖滑（舌黑胖滑，寒水克火之象）。先用理中汤（温中扶阳）以复其阳，次随证治。若内伤生冷，外感寒邪发阴斑，调中汤更捷。

肾虚夹感，斑疹无力透达，微现淡红隐隐斑点，脉沉细无力，舌苔淡红或紫色，舌形胖嫩圆大（紫色圆胖少阴虚证舌也），似寐非寐，神识乍清乍昧，此少阴精不化气，斑不得透也。当以左归饮加人参（壮水补肾，加参扶元气，乃少阴水亏证），精气充溢，斑自外达。若兼右尺迟微（主肾火），手足逆冷，渴不欲饮，此少阳水火俱亏，当以人参八味投之，肾气一充，其斑自退。

内斑证（时毒瘟疫，口鼻呼受，直行中道，邪伏募原，毒凝气滞，发为内斑。犹内痈之类，专证四十，有瘟疫时毒证中或有之），其斑发于肠胃嗌膈之间，肌肤间不可得见。其脉短滑，似躁非躁（邪内滞则脉短，内有实热则脉滑，内生斑则似躁非躁而愦之，无奈毒滞而气不运也），口干目赤，手足指冷，烦躁气急，不欲见火，恶闻人声，耳热面红，或作寒噤，或作喷嚏，昏不知人，郑声作笑。治宜宣通气血，解毒化斑，如连翘、地丁、紫草、赤芍、楂肉、槟榔、银花、人中黄、僵蚕、钩勾之类，俾得脉和神清，方为毒化斑解。

154. 痧疹有外袭寒邪，内蕴伏热者，宜两解肺卫之邪，麻杏石甘汤加桔梗、薄荷、射干、牛蒡主之（麻黄须蜜炙或水炒，甘缓以制其悍）。肺有热邪欲发疹，外受风寒，郁于肌表，疹不透达，肺火内燔，最易闭闷发喘，而成危症，用麻、杏、石、甘开肺清热，加味散表透疹。

风温客于太阴手经，咳嗽、咽痛、喉哑兼发疹，治宜辛凉清润，大忌升、葛、防风、蝉蜕等（火燥伤金，若内夹湿火上蒸咽喉作腐者，是烂喉痧证，亦宜辛凉清透，忌辛温升散，亦不宜寒凉苦降，郁遏其邪）。当以羚角、连翘、薄荷、大力、元参、射干、杏仁、桔梗、象贝、银花、芦根之类，继以沙参、石斛、麦冬、花粉、知母、梨浆之属，养肺胃阴。

阳明血热，疹色如丹（热入营血），舌绛如朱，环口燥烈，大渴引饮（热灼津耗），脉洪数。宜犀角、连翘、鲜生地、丹皮、赤芍、元参、花粉、银花、人中黄等，继以大小甘露出入，以救胃阴。

痧邪余热郁肺，痰多气急，咳嗽，宜宣之开之，如栀、豉、桑、杏、桔梗、枯芩、薄荷、象贝、蒌皮、通草、芦根之属。

如痧疹虽透，而咳嗽声哑喉痛者（痧毒郁伏肺中，气火上升为患），痧毒不能尽发，郁于气分也，亦宜宣通肺气，如羚角、前胡、桑、杏、连翘、大力、射干、薄荷、银花、甘、桔、黄芩、芦根之属。

痧瘖透发不尽，毒邪犯肺，喘急昏闷者，危症也，宜急透之（痧出不透，内郁肺闭，大危之症，非麻黄大开肺气不能救。用石膏清火，杏仁下气，甘草缓急而泻火，加犀角等提透清化为治）。

焦麻黄八分，石膏四钱，生杏仁二钱，大力子钱半，连翘钱半，枯芩钱半，象贝钱半，犀角尖八分，薄荷八分，桔梗八分，生草四钱，通草一钱，芦根八分。

痧瘖伏邪未清，致伤阴分，而发热不止者，宜甘寒养阴，如沙参、玉竹、金斛、生地、丹皮、甘草之属。

阴亏之人，感邪发疹，不可过用柴、葛升散。缘此证虽表不得汗解，或虽得汗而疹未透，热仍不解。唯清解中兼养阴液，庶能得汗，而疹亦透达。

存存斋医话四集

1. 钱乙传：

钱乙，字仲阳，上世钱塘人，与吴越王有属。俶纳土，曾祖赟随以北，因家于郓。父颢，善针医，然嗜酒喜游。一旦匿姓名，东游海上，不复返。乙时三岁，母前亡，父同产姑嫁医吕氏，哀其孤，收养为子。稍长读书，从吕君问医。吕将殁，乃告以家世。乙号泣，请往迹父，凡五六返，乃得所在。又积数岁，乃迎以归，是时乙年三十余。乡人惊叹感慨为泣下，多赋诗咏其事。后七年，父以寿终，丧葬如礼，其事吕君犹事父。吕君殁，无嗣，为之行葬服，嫁其孤女，岁时祭享，皆与亲等。

乙始以《颅囟方》著山东。元丰中，长公主[①]女有疾，召使治之，有功，奏授翰林医，赐绯。明年，皇子仪国公病瘈疭，国医未能治。长公主朝，因言钱乙起草野，有异能。立召入，进黄土汤而愈。神宗皇帝召见褒谕，且问黄土所以愈疾状。对曰："以土胜水，木得其平，则风自止。且诸医所治垂愈，小臣适当其愈。"天子悦其对，擢[②]太医丞，赐紫衣金鱼。自是戚里贵室，逮士庶之家，愿致之，无虚日。其论医，诸老宿莫能持难。俄以疾免，哲宗皇帝复召宿直禁中。久之，复辞疾赐告，遂不

① 公主：原文作官主，据《钱乙传》改。后同。

② 擢（zhuó）：提拔，提升。

复起。

乙本有羸疾，性简易，嗜酒，疾屡攻，自以治之，辄愈。最后得疾，惫甚，乃叹曰："此周痹也。周痹入脏者死，吾其已夫！"已而曰："吾能移之，使病在末。"因自制药，日夜饮之，人莫见其方居无何，左手足挛不能用，乃喜曰："可矣！"又使所亲登东山，视菟丝所生，篝火烛其下，火灭处劚[1]之，果得茯苓，其大如斗，因以法啖之，阅月而尽。由此虽偏废，而气骨坚悍，如无疾者。退居里舍，杜门不冠履，坐卧一榻上，阅《史记》杂说。客至，酌酒剧谈。意欲之适，则使二仆夫与之，出设闾巷，人往邀致之，不肯往也。病者日造门，或扶携襁褓，负累累满前。近自邻井，远或数十里，皆授之药，致谢而去。

初长公主之女病泄痢，将殆。乙方醉，曰："当发疹而愈。"驸马都尉以为不然，怒责之，不对而退。明日，疹果出，尉喜，以诗谢之。广亲宗室子病，诊之曰："可无药而愈。"顾其幼，曰："此儿旦夕暴病惊人后，三日过午无恙。"其家恚曰："幼何疾？医贪利动人乃如此！"明日果发痫甚急，复召乙治之，三日愈。问何以无疾而知。曰："火急直视，心与肝俱受邪；过午者，心与肝所用时当更也。"宗室王子病呕泄，医以药温之，加喘。乙曰："病本中热，脾且伤，奈何以刚剂燥之？将不得前后溲。"与石膏汤，王与医皆不信，罢谢。乙曰："毋庸，复召我！"后二日，果来召，适有故不时往，王疑且怒，使人十数辈趣之至，曰："固石膏汤证也。"竟如言而效。有士人病咳，面青而其气哽。乙曰："肝乘肺，此逆候。若秋得之可治，今春不可治。"其家祈哀，强之

① 劚（zhú）：挖。

与药。明日，曰："吾药再泻肝而不少谷[①]却，三补肺而益虚，又加唇白，法当三日死。然安谷者过期，不安谷者不及期，今尚能粥，居五日而绝。"有娠妇得疾，医言胎且堕。乙曰："娠者五岁传养，率六旬乃更，能候其月，遍补之，可不堕！"已而子母皆得全。又乳妇因大恐而病，病虽愈，目张不得瞑。人不能晓，以问乙。乙曰："煮郁李酒饮之，使醉即愈。所以然者，目系内连肝胆，恐则气结，胆衡不下，唯郁李去结，随酒入胆，结去胆下，目则能瞑矣。"如言而效。一日过所善翁，闻儿啼，愕曰："何等儿声？"翁曰："吾家孪生二男子也。"乙曰："谨视之，过百日乃可保。"翁不怿，居月余，皆毙。

乙为方博达，不名一师，所治种种皆通，非但小儿医也。于书无不窥，他人靳靳守古，独度越纵舍，卒与治合。尤邃本草，多议物理，辨正阙误。人或得异药，或持疑事问之，必为言出生本末，物色名貌，退而考之，皆中。末年挛痹浸剧，其嗜酒喜寒食，皆不肯禁。自诊知不可为，召亲戚诀别，易衣待尽，享年八十二，终于家。所著书有《伤寒论指微》五卷、《婴孺论》百篇。一子早逝，二孙今现为医。刘跂曰："乙非独其医可称也，其笃行似儒，其奇节似侠，术盛行而身隐约，又类夫有道者。"数为余言："曩学六元五运，夜宿东平王家岭观气象，至逾月不寐。今老且死，事诚有不在书者，肯以三十日暇从我，当相授。"余笑谢弗能，是后遂不复言。呜呼！斯人也，如欲复得之，难哉！没后，余闻其所治验尤众，东州人人能言之，掇其章章者著之篇，异时史家序方术之士，其将有考焉。（宣和元年刘跂撰）

2. 戴九灵沧州翁传，载吕元膺论历代诸医，其文仿梁袁昂书

① 谷：原文缺，据《钱乙传》补。

评体，譬喻切当，为后学之楷。则其言曰：扁鹊医如秦镜烛物，妍媸不隐，又如奕秋遇敌，著著可法，观者不能测其神机。仓公医如轮扁斫轮，得心应手，自不能以巧思语人。张长沙如汤武之师，无非王道，其攻守奇正，不以敌之大小皆可致胜。华元化医如庖丁解牛，挥刃而肯綮无碍，其造诣自当有神，虽欲师之而不可得。孙思邈医如康成注书，详制度训诂，其自得之妙，未易以示人，味其膏腴，可以无饥矣。庞安常医能启扁鹊之秘，所法元化之可法，使天假其年，其所就当不在古人下。钱仲阳医如李靖用兵，度越纵舍，卒与法会，其始以《颅囟方》著名于时，盖因扁鹊之因时所重，而为之变尔。陈无择医如老吏断案，深于鞠谳，未免移情就法，自当其任则有余，使之代治则繁剧。许叔微医如顾恺写神，神气有余，特不出形似之外，可摸而不可及。张易水医如濂溪之图太极，分阴分阳，而包括理气，其以古法新病自为家法，或者失察，刚欲指图为极，则近乎画蛇添足矣。刘河间医如橐驼种树，所在全活，但假冰雪以为春，利于松柏而不利于蒲柳。张子和医如老将对敌，或陈兵背水，或济河焚舟，置之死地而后生，不善效之，非溃则北矣。其六门之法，盖长沙之绪余也。李东垣医如狮弦新絙，一鼓而竽籁并息，胶柱和之，七均由是而不谐矣，无他希声之妙，非开指所能知也。严子礼医如欧阳询写字，善守法度而不尚飘逸，学者易于摹仿，终乏汉晋风度。张公度医专法仲景，如简斋赋诗，并有少陵气旨。王德肤医如虞人张罗，广络原野，而脱兔殊多，诡遇获禽，无足算者。[①]

3. 苏长公龙虎铅汞说寄子由：

人之所以生死，未有不自坎离者。坎离交则生，分则死，必

① 此条与存存斋医话三集152条同。

然之道也。离为心，坎为肾。心之所然，未有不正，虽桀跖[1]亦然。其所以为桀跖者，以内轻而外重，故常行其所不然者尔。肾强而溢，则有欲念，虽尧颜亦然。其所以为尧颜者，以内重而外轻，故常行其所然尔。由此观之，心之性法而正，肾之性淫而邪，水火之德，固如是也。子产火烈，人望而畏之，水弱人狎而玩之。达者未有不知此者也。龙者，汞也，精也，血也，出于肾，而肝藏之，坎之物也。虎者，铅也，气也，力也，出于心，而肺主之，离之物也。心动，则气力随之而作；肾溢，则精血随之而流，如火之有烟，未有复返于薪者也。世之不学道者，其龙常出于水，故龙飞而汞轻。其虎常出于火，故虎走而铅枯，此生人之常理也。顺此者死，逆此者仙。故真人之言曰："顺行则为人，逆行则为道。"又曰："五行颠倒术，龙从火里出，五行不顺行，虎向水中生。"

有隐者教余曰："人能正坐明目，调息握固，定心微息，则徐闭之。"（达摩胎息法亦须闭若此，佛经待其自止，恐卒不能到也）虽无所念，而卓然精明。毅然刚烈，如火之不可犯。息极则小通之，微则复闭之。为之唯数，以多为贤，以久为功。不过十日，则丹田温而水上行。愈久愈温，几至如烹，上行如水，蓊然如云，蒸于泥丸，盖离者丽也。著物而见，火之性也。吾目引于色，耳引于声，口引于味，鼻引于香，火辄随而丽之。今吾寂然无所引于外，火无所丽，则将安往。水者其所始也，势必从之，坎者陷也。物至则受，水之性也，而况其始乎？水火合，则火不炎而水自上，则所谓龙从火里出也。龙出于火，则龙不飞而汞不

① 桀跖：夏桀和柳下跖的并称，泛指凶恶残暴的人。《荀子·荣辱》："可以为尧禹，可以为桀跖。"

干。旬日之外，脑满而腰足轻。闭息时常卷舌而上，以舐悬雝虽不能到，而意到焉，久则能到也。如是不已，则汞下入口。方调息时，则漱而烹之，须满口而后咽（若未满，且留口中，俟后次也），仍以空气送下丹田。常以意养之，久则化而为铅，此所谓虎向水中生也。

此论奇而通，妙而简，决为可信者。然吾有大患，平生发此志愿百[①]十回矣，皆缪悠无成意，此道非捐躯以赴之，刳心以受之，尽命以守之，不能成也。吾年已六十，名位破败，兄弟隔绝，父子离散，身居蛮夷，北归无日，区区世味，亦可知矣。若复缪悠于此，真不如人矣。故数日来，别发誓愿，譬如古人避难穷山，或使绝域，啮草啖雪，彼何人哉？已令造一禅榻、两大案，明窗之下，即专欲治此。并已作干饼百枚，自二月一日为首，尽绝人事，饥则食此饼，不饮汤水，不啖他物，细嚼以致津液，或饮少酒而已。午后略睡，一更便卧，三更乃起，坐以达旦，有日采日，有月采月，余时非数息炼阴则行，今所谓龙虎诀耳。如此百日，或有所成。不读书著文，且一时束起，以待异日，不游山水，除见道人外，不接客，不会饮，皆无益也。深恐易流之性，不能终践此言，故先作书以报。庶几他日有渐于弟，而不更变也。此事大难，不知其[②]果然能不惭否。此书即以自坚，又欲以发弟也。

卷舌以舐悬雝，近得此法，初甚秘惜。云：此禅家所得向上一路，予千金不传，人之所见如此，虽有笑，然极有验也。但行之数日间，舌下筋微急痛，当以渐驯致。若舌尖果及悬雝，则致

① 百：原著无，据龙虎汞铅说补。

② 其：原著无，据龙湖汞铅说补。

华池之水莫捷于此也。又言：此法名红炉上一点雪，宜自秘之。

4. 节录《世补斋医书·内逸病解》（元和陆懋修著）刘河间《伤寒直格》列有八邪，稽其目曰：外有风寒暑湿，内有饥饱劳逸。逸乃安逸，所生病与劳相反。《经》云：劳者温之，逸者行之。行谓使气运行，则《内经》本有逸病，且有治法，乃后人引河间语，每作风寒暑湿劳役。夫以为内外八邪，标题当有八病，若作劳役，只有七病矣。张子和亦云饥饱劳役，人之四气，则不特河间言之，审其病之为逸，须用行湿健脾、导滞利气之法。凡人闲暇则病，小劳转健，有事则病，反却即病，亦若可忘者。又有食后反倦、卧起反瘦者，皆逸病也。"流水不腐，户枢不蠹"，其故安在？华元化曰：人体欲得劳动，但不当使其极耳。动则谷气易消，血脉流利，病不能生矣。[①]

5. 节录王孟英《归砚录》：

医学一门，显则譬诸有形之棋，应变无方，能者多而精者少；隐则譬诸无形之道，神明莫测，行之易而知之难。营虚气夺，脉微欲绝者，仲圣主炙甘草汤以复其脉，故一名"复脉汤"。若客邪深受，气机痹塞脉道不能流通，而按之不见者，名曰伏脉，此为实证，与绝脉判若天渊。苟遇伏邪，而不亟从宣通开泄主治，则脉亦伏而渐绝矣。此为邪闭之绝，彼为元绝之绝，不可同日而语也。

檇李陆集园，治寒湿暴咳不止，用猪肺管一条，入去节麻黄二三分，两头以线扎紧，配以杏、菀、橘、枳、苏子等品煎服，甚有巧思。

6. 胸痹有缓急，薏苡附子汤主之。

---

① 此条与存存斋医话三集25条、存存斋医话续集12条大体相同。

注：此缓急主在急字，非或缓或急之谓。《史记·仓公传》：缓急无可使者。《袁昂传》：一旦有缓急，宁足恃乎？《游侠传》：且缓急人之所时有也。俱是系于一时切迫之谓，此足证焉。

湿家其人，但头汗出一节。

注：舌上如胎，注家多于如字费解，然胎本苔字，以气液蒸酿，积于舌上，恰如苔藓之铺地面，故云如苔。或有云舌上苔，后人改从肉旁，而注家不知其本义，遂至牵凑为说。成氏曰："使舌上生白胎，滑也。"其意可见。

以上两条出《金匮本义》，此书上下两卷，日本丹波元坚著，永嘉甲寅镌为《存诚堂药室丛书》内之一种。

7. 斑疹身出而头面不出，此毒气内归，危候也。急以大蟾蜍一个，捣和新汲水，去渣，痛饮之，自出，屡验。

治温疫，日久痛甚，烦躁昏沉，用蟾蜍心两三个，搅和，水饮一二次，定心安神而病去矣。勿以为微而忽之，或加辰砂少许。

治温疫、呃逆、胸痞等症，方用白毛乌骨鸡一只，从鸡胸活割开，安病人胸前奄之，自愈。又方将鸡干挦去毛，破开去肠屎，刀切烂，铺心头上，治湿热、发黄、昏沉不省人事、死在须臾者，少顷即活。

升降散一名二分散、赔赈散，书中为治温病主方，并录之。

白僵蚕酒炒二钱，全蝉蜕去土一钱，广姜黄去皮三分，不用片姜黄，生大黄四钱。

上为细末，合研匀，病轻者分四次服，每服重一钱八分二厘五毫，用冷黄酒一杯，蜂蜜五钱，调匀冷服，中病即止。病重者分三次服，每服重二钱四分三厘三毫，黄酒一杯半，蜜七钱五分，调匀冷服。最重者分二次服，每服重三钱六分五厘，黄酒二杯，蜜一两，调匀和服。如服一二付未愈，可再服之，热退即止，胎产亦不忌。炼蜜丸，名太极丸，性稍缓，服必空心，服后须忌半日，不可吃茶水、吃烟、吃饮食。若不能忌，不效；若饱食后服此，亦不效。

《寒温条辨》曰：良工处方必有君臣佐使，又兼引导。是方以僵蚕为君，蝉蜕为臣，姜黄为佐，大黄为使，酒为引，蜜为导。

按：僵蚕味辛苦气薄，喜燥恶湿，得天地清化之气，故能胜风除湿，清热解郁。蝉蜕气寒味咸且甘，清虚之品，出粪土之中，处极高之上，吸风得清阳之真气，饮露得太阴之精华，所以祛风胜湿，涤热解毒。姜黄味苦辛大寒，祛邪伐恶，行气散郁，入心脾两经，建功辟疫。大黄味苦大寒，上下通行，亢盛之阳，非此莫遏。酒性热，味苦辛而甘冷，饮欲其迟行，传化以渐上行，下达外周，驱逐邪气，无处不到；蜜甘平性凉，清热润燥。

上录《温疫条辨摘要》，此书系嘉庆时新安吕砚平（田）所辑。前年温州府李士彬太守重刊《砚平摘要》。山阴陈三锡所著《二分晰义》、夏邑杨栗山所著《寒温条辨》两书中之要为一卷，其中有未经常见数方录出，其他则皆为浅人说法，不胜录，亦不必录也。①

8. 王海藏《此事难知》中，治病有初、中、末三法。大旨初治当峻猛，中治当宽猛相济，末治当宽缓。此说不必拘执，然不能无其理，要在活看耳。

9. 吴普从华佗学，佗谓普曰："人体欲得劳动，但不当使极耳，动摇则谷气得消，血脉流通，病不能生。吾一术，名五禽之

① 此条与存存斋医话三集22条、存存斋医话续集73条大体同。

戏，一曰虎，二曰鹿，三曰熊，四曰猿，五曰鸟[①]，亦以除疾兼利蹄足，以当导引。”

10.宋皇甫坦善医术，高宗召见，问何以治身？坦曰：“心无为则身安，人主无为则天下治。”问以长生久视之术，坦曰：“先禁诸欲，勿令放逸，丹经千卷，不如守一。”帝叹服，书清静二字以名其庵，皆称皇甫先生。

11.古越高学山汉峙者，著有《伤寒尚论篇辨似》，其《阳明经总说》曰：除却正阳阳明下证外，其余五经俱有阳明，非止太少两阳而已也。其五经阳明中除却太阳阳明宜汗者十之九，而宜下者亦十之一；除却少阳阳明宜和者十之九，而宜下者亦十之一。至三阴阳明条中亦现有下证，不得谓正阳阳明宜下外，而五经必无下证也。

盖太阳之经管皮肤，而阳明之经即管皮肤内一层之肌肉紧相接也。太阳壮热之经邪，三两日不从汗解，其热略沉于内，即是阳明肌肉之分，又甚便也。此不论太阳七分、阳明三分，太阳与阳明各半，及太阳三分、阳明七分，俱为太阳未罢之阳明也。夫伤寒传经之理，外经满而贯内经。又经邪满则贯其腑，此盈科后进之势也。今或五分或七分或三分，其邪之尾尚在太阳，则阳明之经邪尚且未满，岂有贯入胃腑之理耶？邪在太阳阳明之经，故可发表邪，未及于阳明之腑，故不宜下。此谓太阳阳明宜汗者，十之八九也。

太阳经邪甚盛之人，偏遇阳明之经气颇壮，太阳欲内传，而阳明不受。于是太阳之邪无所脱卸，胸分者，太阳之部署也。故将热势极力注之，然胸分与胃口相逼，胸分热极而迟至于胃，故

① 鸟：原文作马，据文义改。

胃实是阳明之经未病，而胃坌路受邪。及至太阳之表从解，而胃中之热，实不能从胸分而复出太阳之表矣，非下不可。此虽非传经之证，然亦算太阳阳明宜下之一病。故曰：可下者，十之一也。

太阳经邪尽情脱入阳明之经，倘阳明之经邪又尽情灌入于胃，则万物所归，无所复传，此正阳阳明之下证，生死关头从此定矣。安得复有少阳见证，所谓少阳阳明耶？唯是阳明之经邪弥漫欲灌于腑，却遇其人之腑气素壮，偏能拒经之传，则阳明之经邪无处交卸，其与少阳之经贴近，一直过于少阳，此少阳阳明各有见证矣。夫少阳阳明为胃腑，不受邪之故则正其可喜也。若反下以击无辜，则胃中一虚，而阳明未受之经邪、少阳已受之经邪，两邪各争空处而两注于胃，胃既不胜其邪，岂犹堪再下乎？故禁下，唯依伏胃气，而以柴胡汤和之，其实即汗之也。然不曰汗而曰和者，因解阳明少阳争执之邪，故耳所以谓宜和者，十之九也。

至若由少阳而失用柴胡，延之日久，将阳明之热逼于后路，少阳之热逼于前路，四面俱是热邪，则胃腑如鼎罐之象。虽未受邪于上口，而实则受邪于周遭，亦能热实，断非下之不可。故曰：宜下者，亦十之一也。

夫阳明之经邪一入胃腑，则无所复传。故凡屡少阳以内及传至三阴证者，其胃腑热实总非正路受传，俱是从外逼入，即前鼎罐之喻。太阳由胸分，阳明由经分，其正传之邪，譬之大力，从口而入。若夫少阳为肩火，太阴为腰火，少、厥二阴为底火，俱能使胃中热燥而成下证。故“少阳条”中则有得屎而解并大柴胡一方，“太阴条”中则有脉弱者设当用大黄宜减之语，少阴则有急下者三条，厥阴则有厥宜下之一段。明明见证，故曰三阴亦现有下证也。

12. 如皋吴渭泉名篪，著有《临证医案笔记》六卷，道光丙申刊。渭泉由县令洊擢都转案中诊治，诸大老居多，卷末有《人参真伪辨》，惜语焉不详，故录出备考。真人参在乾隆间价甚昂，今射利之辈，巧伪百出，是以参价骤贱，苟不审择，误病匪浅，因将辨别之法具论之。

按《本草纲目》载产人参处及外国诸山甚多。今国朝人参都产辽东，宁古台出者光红结实，船厂出者空松铅塞。俱黄润，纤长有须根，多旁枝，其芦皆细小而纹并有糙。有熟参大则全身皮糙，有半生半熟，有质本皮糙，刮之使熟，而其皮不能尽去，仍有薄翳，名为蒙皮再参。芦上生胎一粒，色同糙参，形如花蒂，每春发枝后，胎即脱。妇人数患坠胎者，取参胎整服，神效。

人参内有一种泡松，质大而空松，功虽同参而力已稍逊。近有将人参做过以短接长，谓之接货，以小并大，谓之合货。必先用水潮过，原汁已出且有浆在内，其味易变，功力更逊，然尚系真人参也。至参价所以极贱者，据管参员弁回京说，伊曾询采参夫役等，俱称真野人参，山中少出。

今市肆所售皆系秧、种二参，其秧者将山地恳成熟土，或在大树朽洞腹中，先以粪土肥之后，移参苗栽之，借人工灌溉，催长成枝。其种者将人参所结之籽于十月下种，如种菜法，其力更次于秧。又冬月用大山土，少拌砒霜，将种参之子去壳安种，使不至冻坏。常以肥水灌之年余，一子可得钱许，一枝但只长直干无分枝，名曰直梗子，入水煎一次，参渣即烂，嗅之亦无香味，阴亏之证忌用。故参渐伪而价渐贱。自秧、种一出，而山野真参不可多得矣。又云每年冬季奉天将军例交库参，亦系秧、种之参居多，皆山中少出故也。

近来高丽参甚行，其价亦贱，红熟居多，形大而虚轻，皮纹直而粗，芦大根少旁枝，气味补力胜于洋参。该国每年冬间贡使来京，从者带数百斤售于市，并云真野参，严禁不能出境，今所售者亦皆种参也。又有一种西洋参及东洋参，形似辽东糙人参，使之潮软，用红绸密裹以弦线缠紧，做成红熟横纹。好者充人参，次者充高丽参，而人参愈伪矣。

再江淮间所卖土人参，俗名粉沙参，实则荠苨也。奸商往往以沙参、荠苨、桔梗采根造做通乱人参，而人参更伪矣。夫人参、防党参、土人参、洋参、荠苨、沙参、桔梗形俱相似，当防党参体实有心而味甘；土人参体实有心而味甘淡；洋参虽似糙参而苦寒，气薄煎之不香；荠苨体虚无心而味甜；沙参体虚无心而味淡；桔梗体坚有心而味苦；真人参则体实而有心，味甘微带苦，自有余味。近更有薄夫，以人参汤浸取汁自啜，晒干复售，谓之汤参，全不任用，此尤不可以不察也。

13. 钱塘赵恕轩，名学敏，一字依吉。撰《利济十二种》、《医林集腋》十六卷、《祝由录验》四卷、《本草话》二十二卷、《本草纲目拾遗》十卷、《花药小名录》四卷、《摄生闲览》四卷、《奇药备考》六卷、《养素园传信方》六卷、《囊露集》四卷、《串雅》八卷、《升降秘法》二卷、《药性元解》四卷。

钱塘赵恕轩著《串雅》一种，分内外两篇，类皆草泽医所传诸法，俗所谓走方，手持虎刺，游食江湖者是也。虎刺一名曰虎撑，以铁为之，形如环盂，虚其中窍，置铁丸周转，摇之有声。相传始于宋李次口行山逢虎，啮刺于喉，求李拔，置此器于虎口，为拔去之，其术大行，流传至今。其术治外以针刺蒸灸，治内以顶串禁截，取其速验，不计万全。药上行者曰顶，下行者曰串；顶药多吐，串药多泻。顶串而外，则曰截。截，绝也，如绝害然。走医以顶、串、截为三大法，末流妄定有九顶、十三串、七十二截等目外，又有九种、十三根等法，能拔骨髓诸毒外出。然不肖疡科，每窃以取利，种毒留根，变小成大，为害不浅。又有禁法，禁法之大，莫如水法，次则祝由，近于巫觋。且有变病法，如约脾丸中用木瓜露以闭溺窍，掩月散中用鲤脊鳞以遮瞳神，取贝母中之丹龙睛以弛髓脉，剔刺猬中之连环骨以缩骨筋。外科则用白朱砂以种毒，蛇蕈灰以种疮，即九种、十三根之类。更有合扁豆膏以留疟，曼陀酒以留癫，甚则醉兽散之可以病马牛，金针丸之可以困花木，种种不仁，愈降愈甚，良由操技不精，欲借此以遂其图利之心耳。恕轩取其所授，为芟订之，名曰《串雅》，不欲泯其实，并欲矫奇而俾归于雅也。且谓此书能尽删其不经不法，而不能尽绝其传，故述其大概，医者不可不知。[1]

14. 灵胎徐氏谓：躯壳病须外用熏洗，非仅一汤药所能奏效也，因录《串雅》方数则。

晚蚕沙属火性燥，能胜风祛湿，患风冷气痹及瘫痪证用醇酒三升，拌晚蚕沙五斗，甑蒸于暖室中，铺绸单上，令病者就患处一边卧沙上，厚盖取汗。若虚人须防其大热昏闷，令露头面一次。不愈，间日再蒸，无不神效。

治气痛之病，忽有一处，如打仆之状，痛不可忍，走注不定，静时其处冷如冰霜，此皆暴伤寒之症也。用白酒煮杨柳白皮，熨之有赤点处，才去血，妙。凡诸卒肿急痛，熨皆止。

治痔疮，坐袋法：用乳香、没药、龙骨、赤石脂、海螵蛸、

① 此条与存存斋医话二集11条大体相同。

轻粉、木鳖各三钱，共为末，以绢袋盛之，每日坐，不必洗，坐至二十一日，自愈。

治足上寒湿疮，踏袋法：用川椒数两，盛粗布袋中，放火踏上，用火烘跣足踏其上。盖椒性热而散，加以火气上逼，寒湿自去而愈，妙。

治流火方：用鲜紫苏、鲜凤仙花二味洗净，连根叶捣烂，放木盆内，以滚水冲入，脚架盆上熏之待稍冷，以软绵洗之，立愈。数十年者，熏洗三四次不发矣。

截溺方：举子廷试时用之。临期用银杏五十枚，清晨煎汤饮之，便可终日不溺。

截水肿病：其证遍身肿满，以手按之，仍起者是。炒葶苈四两，为末，枣肉为丸，桐子大，每服十五丸，桑枝汤下。

发汗散：用麻黄、绿豆粉、甘草各一两，为细末。每服一钱，冷水下，即时汗出。[①]

15. 澹寮治病，往往药用一冷一热，半生半熟，取分利阴阳之义。余每仿其法，如滚水、河水合用，名阴阳水，治霍乱症。余又以阴阳水各半煎疟药，药更得效。盖生升熟降，同一药而生熟异其性矣。独酸枣仁生用治多眠，熟用治不眠，生熟之性，有大相径庭者。《内经》谓：卫气不得入于阴，常留于阳。阳气满，阳跻盛，阴气虚，故目不能瞑也；卫气留于阴，不得行于阳，阴气盛，阴跻满，阳气虚，故目闭也，此不眠多眠之故也。酸枣仁，味酸辛甘，生用其味酸而归于辛也，炒熟用其味仍酸而辛逊归于甘也。多眠是阴胜于阳，宜疏阴为先，所以生用；不眠是阳胜于阴，宜益阴为先，所以熟用。然阳滞于阴则多眠，阳不交阴

① 此条与存存斋医话三集14条、存存斋医话续集72条大体相同。

则不眠，生熟异用，仍不出生升熟降之义。[①]

16. 费伯雄曰：陈修园谓五脏各有守经之血，六腑无血。试看猪羊肠胃中岂有一丝一点之血？世谓巨口吐血，为胃血者，妄也。此说颇有识解，惜其但见得一层，尚遗漏一层，余特申明之。夫五脏主藏，各有守脏之血；六腑主传，故无守腑之血。方其无病之时，胃纳水谷，大小肠传糟粕，肠胃中本无血也，血但流灌于腑外，以荣养之。《经》所谓"洒陈六腑"，不得滑口读过也。迨至火势冲激，或湿热熏蒸，逼血入腑中，腑不能容，随受亦随出矣。故血淋、尿血，血由小肠而出者也；泻血、痔血，血由大肠而出者也。大小肠既有血证，岂胃独无血证乎？胃经之血随火上升，直从食管而出，往往盈碗盈盆；至内伤之血，则肺经气管而出，自是两途。故胃血易治，肺血难治。数千年来从未有将有血、无血之故彻底发明者，余故详及之。

17. 国初时，海宁裴一中兆期著《言医》一书，王孟英潜参医学，丛书第一种即是《言医选评》，王孟英先生撰写。近人情之谓真学问，知书味即是活神仙。

《本草》谓猪肉助火生痰，发风动气，于人有损无益。邹润安谓坎为豕[②]，在地支则属亥，不但养胃，其补肾水有专能。《本草》损人之说，汪讱庵先生亦不以为然，唯脾虚湿盛之人，有酿痰滑泻之弊，时疫流行之际，有壅浊召疾之虞耳。

古人以猪肉入药者绝少，顷阅汪赤崖先生一案，特为录出。治张姓夏月途行受热，医药半月，水浆不入，大便不通，唇焦舌

① 此条与存存斋医话一集17条、存存斋医话三集11条、存存斋医话续集5条大体相同。

② 豕（shǐ）：象形字，猪。

黑，骨立皮干，目合肢冷，诊脉模糊。此因热邪熏灼，津液已枯，形肉已脱，亡可立待。若仅以草木根皮，滋养气血，何能速生？嘱市猪肉四两，粳米三合，用汁一碗，又梨汁一杯，蜜半杯，与米肉汁和匀，一昼夜呷尽，目微开，手足微动，喉间微作呻吟。如是者三日，唇舌转润，退去黑壳一层，始开目能言，是夜下燥屎，脉稍应指，再与六味汤加减，匝月而愈。①

18. 三焦辨：

按三焦一腑，与大小肠、胃、胆、膀胱，并列为六阳，又与肺、心、包络、脾、肝、肾六阴相为表里，断非仅以上、中、下三处部位指之为腑，而以手少阳属之也。《内经》曰："三焦者，决渎之官，水道出焉。"又曰："粗理薄皮者，三焦薄；密理厚皮者，三焦厚。""勇士者，三焦理横；怯小者，三焦理纵。"又曰："三焦起关冲而终丝竹空。"凡二十三穴，左右共四十六穴，是《内经》之谓三焦为实有其物，而非以为有名无形也，明矣！唯上焦如雾，中焦如沤，下焦如渎，数语足以启后人之疑矣，夫疑之诚是也。唯杰亦尝牧之，窃谓心为君主，其余脏腑皆臣佐也。有专司其职者，如肝、膀胱、大小肠是也；有共守其职者，如脾胃、左右肾是也；有统摄众职者，如肺是也；有高尚清虚者，如胆是也；有效奔走使令者，如包络是也。三焦之供职，何独不然？盖上焦、中焦、下焦者，犹言上部、中部、下部也。三焦实司上、中、下三部之水道，故名之曰三焦，其实一物也。上焦如雾，就水气之腾上而言；中焦如沤，就水气之浮于水面者而言；下焦如渎，则就水之沉积流动者而言也。其实一物而已。张仲景《伤寒论》言：三焦不归其部，下焦不归者则遗溲。注云：下焦在膀胱

① 此条与存存斋医话一集14条大体相同。

上口，主分别清浊。下焦不归其部，不能约制溲便，故遗溲。实与《内经》“决渎之官，水道出焉”相反。

明先严卓亭公精于医，时与父执名医盛先生世瑛推论及此，谓今之言三焦者，皆执如雾、如沤、如渎之语，而不以厚薄、纵横、穴道求之，且以秦越人亦有有名无形之言，遂以三焦无状为定论，特未格物而求之豕腹中耳。杰习闻斯言，乃频赴屠豕家，理其大小肠、膀胱而观之，唯胰实系于大小肠交接之处，脂膜相连，下则贴近膀胱，以人身中部位考之，小肠之下，大肠之上，谓之阑门。阑者，拦也。谓其拦住水谷，分别清浊，使清者归膀胱，浊者归大肠也。而此物实居阑门之下，膀胱之上。杰窃异之，又见屠家有作伪者，以绳束其直肠，而以水灌入食喉，一时肺、肝、脾、胃、大小肠、膀胱皆满而不溢。举手取胰，屠者止之，恐取之则水渗也。杰未以为信，取而验之，胰甫脱水，果泄而无存，一再试之，老于屠者皆言无异。因思此物既能蓄水，而使之不溢，必能使水归入膀胱，以通其去路矣。古人以拦门为拦住水谷，泌清别浊，以归入膀胱、大肠。杰以为阑门泌清别浊之功，未必非三焦之为力也。

盖三焦穴道井于关冲，荥于液门，输于中渚，原于阳池，经于支沟，合于天井，其经脉之行有始有终，与五腑同一运转。又三焦为手少阳，《内经》三部九候，手少阳三焦候于上部人耳前动脉。如果三焦为上、中、下三处，而脉又候于一处，似未符合张仲景曰“形冷恶寒者，此三焦伤也”。上、中、下部位相悬，皆无所依傍而三处俱伤乎？决无是理也。若以三焦实有其物而统摄乎？上、中、下三处，三焦伤而三处皆伤，其理为可解耳。即如人之泄泻，是水之泛溢为害也，将归罪于大肠乎？

抑归罪于膀胱乎？其必归罪于阑门之不能泌清别浊矣。要之阑门为大小肠交结之处，非别有其物也。况膀胱有下口而无上口，易于渗而难于纳，其势然乎？盖小肠属火，不能制水；大肠属金，可以生水而亦不能缩水，唯三焦之质凝腻而滞，又与包络相为表里，其属土也，明矣。土能纳水，又能渗水，其理为可据也。

《内经·脉要精微》篇曰："上附上，左外以候心，内以候膻中。"膻中即包络，是包络候于左寸矣。经内左右六部皆言脏不言腑，三焦与包络相表里，似应同候于左寸，而浮以候三焦，沉以候包络矣。乃说者或以三焦分候于左右寸关尺三部，或以包络、三焦同候于右尺，均与经相背。窃意包络依于肺心之间，三焦附于大小肠之间，包络之脉亦应候于左右寸肺心之间，三焦则左随小肠，右随大肠；包络则左附心，右附肺，其理较顺而无牵强之弊也。因按脏腑相生，各有联属之意。丁巳心火下生己丑脾土，下生己未包络。土脾与包络土下生辛酉肺金，肺金生癸亥肾水，肾水生乙卯肝木，肝木生丁巳心火，此六阴相生之象也。

丙午小肠火下生戊辰胃土，上生戊戌三焦。土胃与三焦土同生庚申大肠金，大肠金生壬子膀胱水，膀胱水生甲寅胆木，胆木生丙午小肠火，此六阳相生之象也。所谓三焦为"气之父"，包络为"血之母"，即此义也。由此言之，是包络依于肺心而为脏，三焦依于大小肠而为腑，无疑义矣。虽然说近于创，杰何敢自以为是，姑论而存之，以待就正耳。（黔中金筑曾人杰未完稿）

19. 三焦论：

《苏黄门龙川志》云：彭山有隐者，通古医术，与世诸医所用法不同，人莫知之。单骧从之学，尽得其术，遂以医名于世。治平中，余与骧遇于广都，论古今术同异。骧既言其略，复叹曰："古人论五脏六腑，其说有谬者，而相承不察，今欲以告人，人谁信者？古说左肾其腑膀胱，右肾命门其腑三焦，丈夫以藏精，女子以系胞，以理主三焦当如膀胱，有形质可见，而王叔和言有脏无形，不大谬乎？盖三焦如膀胱，故可以藏有所系，若其无形，尚可以藏系哉？且其所以谓之三焦者，何也？三焦分布人体中，有上、中、下之异，方人心湛寂，欲念不起，则精气散在三焦，荣华百骸；及其欲念一起，心火炽然，翕撮三焦精气，入命门之府，输泻而出，故号此腑为三焦耳。世承叔和之谬而不悟，可为长叹息也。"余甚异其说，后为齐州从事，有举子徐遁者，石守道之婿也，少尝学医于卫州，闻高敏之遗说，疗病有精思。余为道骧之言，遁喜曰："齐尝大饥，群匄[①]相脔割而食，有一人皮肉尽而骨脉全者，遁以学医，故往观其五脏，见右肾下有脂膜如手大者，正与膀胱相对，有二白脉自其中出，夹脊而上贯脑，意此即导引家所谓夹脊双关者，而不悟脂膜如掌者之为三焦也。单君之言，与所见悬合，可以正古人之谬矣。"今医家流皆执叔和三焦无状空有名以自信，不闻有此说，故录之。

上出姜叔明所纂《半村野人间谭》，叔明名南号蓉塘，浙江仁和人，明正德举人，载《艺海珠尘·子部》小说类。

20.《医林改错》一书，勋臣先生穷数十年之心力而成者，余非不深佩也，然而疑信参半。盖先生所亲见，皆属有形无气义塚[②]之尸，气已散者也；加刑之囚，气初散者也。《易》曰：天地

---

① 匄（gài）：古同"丐"。

② 塚（péng）：古同"塳"，尘土。

定位，山泽通气。人身躯壳以内，物位之定也，饮食之化津、化液、化血、化大小便，气之通也。余信先生明位之定而执之，余窃疑先生未能扩气[①]之通而充之也，故先生之画气血为此疆彼界者，余以为论病则有在气、在血之分，论平人则气与血相依附，血恃气以流通也。先生又谓心无血不能生灵机，灵机在脑者，余以为人心有记有悟，记者心入之而脑为收之也，悟者心发之而脑为付之也。所谓君主也，谓脑贮灵机则可，谓心不生灵机则不可也。病气厥则无知识者，先贤以厥为逆，脑以灵机付心而心发之者，必自上顺下，故逆则无知识也。泰西人谓忆往事必目上瞪思索者，正以心上取灵机于脑也。追思而得之，是脑已将灵机下付于心而目不上瞪矣。

生人之心，即肉即血，死后之心，血凝而浑融于肉中，见肉不能见血，故必刃先伤心，而死者始见为有血也。先生又谓手腕跳动处为气管，而驳论脉之脉为血脉一言为误，未揣下文"百骸贯通"四字，唯其贯也通也，故血脉也，不贯不通，是诚气管矣。生人有气，故通，死则无气，故不通，先生所亲见皆无气者，余故信先生明位之定而执之，窃疑先生未能扩气之通而充之也。窃谓人身气与血相依附，血恃气以流通，如人皮肤小有破伤，血即随出。盖伤则气泄，气泄则血亦随泄，气无形，故所见唯血。所伤小，则周身大气自能包举而伤处合，合则气无从泄而血亦止矣。若极刑之囚，刃从胸剸[②]，所伤大则气大泄，血亦随气大泄。气无形，其泄速，血有形，其泄迟。先生所谓先泄之血速，后泄之血迟者，乃始则气大奔而速，继则气微弱

① 扩气：原文为扩充气，据《重庆堂随笔》书《医林改错》后改。

② 剸（tuán）：割断，截断。

而迟，终则气先尽，而所余之血存于膈膜上低处矣。周身血之失气而不能奔者，亦随其经历处而凝矣。先生于病死者之膈膜，自云未见的确，想其中定无一洼存血也。由是思大吐大衄而即气脱死者，咽喉中、鼻中亦定有存血，夫咽喉中、鼻中，非平人存血之所也。

上仁和徐然石亚枝“书《医林改错》后”。

按：《泰西医书》与《医林改错》为医家所当参阅，以目稽胜于悬揣也。然其言脏腑之功用及气机之流行，不无可识处，《重庆堂随笔》谓信其可信，阙其可疑，两言尟矣。

21. 聊城李志锐晋垣书《医林改错》后余素疑各医书，自《灵》《素》以及汉、晋、唐、宋、元、明诸名家以来，言脏腑经络者，皆欠明晰，因不得目睹，无可考察。是以今之业医者，不悉脏腑之真形，气血之道路，见一证则茫然不知其处，揣摸意度，约略施治。以病试药，以药探病，偶然中的，遂为定法。久之或效或不效，亦不自知其所以然。此非业医者之过，乃自古无真传之过也。即如《灵枢》《素问》，本圣人经典，一经秦火，即非全书，后人串插附会诸多，间有原文，又为后世注释错误，数千年来，以讹传讹，无人知之。譬如钟表损伤，必须表匠修之，以其能知其中之运用也，医亦如之。

余随任云南之临安郡，时嘉庆丙子年，有夷匪高罗伊造反，军营不时决贼，初不敢看，久渐胆壮，因是叛夷，无主收尸，遂令行刑人检洗其脏，细细查看。阅过数十人，始知历代医书中脏腑图说皆谬。至道光辛卯年，在京都遇直隶勋臣王清任先生，谈及脏腑，伊已先得我心。据云嘉庆丁巳年，随滦州之稻地镇，其时彼处小儿正患瘟疫、疹、痢，十伤八九。该地乡风不肯掩埋，用席包裹，弃之荒郊，犬食鸟残者，破腹露脏，遍野皆是，因得检视甚详。与余所见，吻合不差毫发。惜先生只见已死之脏，所绘图说，指示已往往差谬，备陈现在之形质，未能申明饮食气血之运用。

余就《灵》《素》二经，晨夕揣度，日夜悟会，始识《灵》《素》中原有明文耳。如《经》云：食气入胃，散精于肝，淫气于筋。食入于胃，浊气归心，淫精于脉。饮食于胃，游溢精气，上输于脾，脾气散精，上归于肺，通调水道，下输膀胱，水精四布，五经并行。据此一段经文而论，前人之言胃者，皆曰上有一口曰贲门，下有一口曰幽门，是胃止有两门。今见实有三门，贲、幽之外，更有津门。津门上有一管，分三叉：上叉通心，中叉通肝，下叉通脾。脾通肺，心通肾，肝通胆，则知食入于胃，借胃下丹田真阳，蒸腾津汁，上出津门。由津管之上叉入心，由心分布其轻清之气入督脉化气，其精华之汁入任脉化精，其重浊之汁入冲脉化血。督脉贴脊，是一身之总气管；冲脉在中，又贴督脉，是一身之总血管；任脉近腹，是一身之总精管。故《经》云：督属总汇，冲为血海，任主胞胎。又食入于胃，其汁液由津门蒸腾入津管之中叉入肝，由肝分布于周身之筋，由肝运胆，积胆汁上供两目，故年老胆汁枯，则两目昏花不明。又饮入于胃，被真阳蒸腾上出津门之下叉入脾，由脾分布，其水之轻清者上归于肺，布散于五经皮肤为津液，润泽周身内外；其水之渣滓而浊者，入水道中渗入膀胱为浊。夫心者，乃受谷气之精液精华，而分注于督、冲、任三脉，化气、化血、化精者也。肝者，受谷气之津液，灌溉周身之筋者也。脾者，受胃之水气，分布于上下者也。肺者，受脾之水精，布津液于五经皮肤，灌溉内外者也。肾者，收藏督脉中雾露之精气，润泽周身之骨者也。督脉贯心而过，两肾有两管通督脉，故曰心肾相交。此五脏饮食气血津液之运用也。至若脏腑之形象，王勋臣先生所绘图记已详，毋庸赘焉。

22. 译《纽约讲学报养生论》：

养生之系乎饮食尚矣。间考[①]名医著述，有与六旬以外，最宜者反本而已。反本者，反乎上古人之所食也。上古之人嗜食鲜果、果仁、肉与蔬菜。其后起者也，橙、橘、苹果、肥果、葡萄、香蕉以及番茄之属。凡果之熟而甘者，少淡气，少土质盐质，果仁如杏仁、榛子、胡桃等皆极滋补，能发体内元阳。若鱼与鸡子、乳与酥酪等，则仅供盘飧之选而已。其次若奶酪之渣与家禽之属，则聊备一格非上选也。饼饵之干者，较果肉难化，且易胶塞致食肠干燥，故多食烤焦馒首，恒致虚弱。因干硬之物，经腹中热气先成胶料，俟胃火变为格罗考司（甜果与蜂蜜内之糖料），始易消化。茶、酒、咖啡、大麦水与浓烈之酒不过感动脑气，纵能滋补，亦极微细，故以少饮为宜，无已唯饮乳较佳。

然食时徐为咀嚼，则津液自生，虽废饮可也。唯食果者，兼可代饮，米麦干饵类皆燥血，得果中所吸天然清露，以调剂之，则血清而肠润，宜其为上选也。面食者燥血，而蔬食者又难以养生，必戒绝干饵，少食米面，每食必以鲜果、果仁为君，旁及羔犊与一切穉[②]幼畜肉（幼穉则少土质盐质），而后能收滋养之全功，宜发本体元阳之妙用也。脱令鲜果，不能常得，则以热水浸润，干果使复其初，而食之亦佳。俗喜食麸面不托，虽难消化，而能磨去胃中之垢，亦有可取。至论糖料果汁所结者，一至胃之上层

① 考：原为尝，据《养生论》改。

② 穉（zhì）：同“稚”，幼小。

即化，而甘蔗、苋菜、黍米、萝卜所成者，必须经胃之内层，始能消化。又盐与椒类，凡辛热之品，皆为震荡血脉之用，调养适宜者，不用为贵。闻之居法一生，取用于猿猴，不血食亦不谷食，专食果与果仁。其时讲动物学者，甚韪之，以为人固果食之动物也。

医博士爱汶司所著《延年益寿编》(见第五年《格致汇编》)，化分食物，究其利害，列表二十余纸。土质盐质，以果肉、果仁为最少，畜类之肉次之，蔬菜又次之，五谷豆属为最多。果中无含养气之蛋白质（一名胶质）与微丝质（此质结聚血管，易致人老），且多半含有酸质，如柠檬酸、苹果酸、葡萄酸等（此酸能消胶质与微丝质），能使血不重浊，而助消化。凡人年愈老，回血管之功用愈衰，血不重浊，则畅行无碍，周回更捷，兼能凉血，不使血之热度与天气悬殊，遇冷畏缩，而养气与有益之料耗散自少。米饭亦易消化，但含土质盐质亦多，果品非但至胃即化，而所含滋养之料多半至胃即化入血内，非如五谷之饼饵，必历胃之上中下三层，始能将养料化入血内，故养生家以食果品、瘦肉为最宜。

空腹切勿过劳，凡事量力而行，莫伤筋骨居常，多备汽水（蒸得水为汽，而收其露）为饮，啜烹调之。用沙漏所沥之雨水，虽不甚清洁亦佳。矿水颇贵，唯葡萄功用酷似之，历验不爽，而葡萄尤能滋补，培精则生津液，平肝益肾，宽肠利气，且磷酸极多，利于补脑，脑气流行则肢体灵动，其糖料入胃即化于血内，膏料又能生胃汁，助胃消化。食蔬之人，每喜葡萄，此其证也。其他助火之品，虽助消化，不如使胃火常足而无借乎？此尤为养生上策。

23.《蛰庐诊[1]录》序：

《记》曰："医不三世，不服其药。"《左氏传》云："三折肱成良医。"医虽小道，顾可以无恒哉？周秦以后，医无世业。一二大医如华佗、张机、皇甫谧、褚澄、徐文伯、孙思邈之伦，代有其人，并皆高世妙材。有讬而逃，相与修明绝业，不惮降心，为之斯道，犹有赖也。近俗日靡浮浅，庸奴学无师承，略视方书十数部，辄率尔悬壶，恃长柄油黑伞，步行烈日中，望门投入，昵妇妪若家人，盐汗交流被两颊，吮笔叉手，书方如扶乩[2]，仓卒以十数，暮归计囊金，较日常多聚，妻帑大欢笑，环问日来从谁？某某何病？病何治？则蒙然张口，漫不记忆，其遇之通者，则借名流揭医招，故自高声价。谓拔号，坐飞轿，奚奴前道，悍然自命为名医。叩以寒热温补，标本佐使之旨，囫囵恃两端，声嘤嘤蓄鼻间，处方，欠伸，登轿，逐逐去矣，甚矣，其偷也。虬自庚午患病，始有志于医，甲戌始，排日自课，习之数年矣。丙子始，敢出讲方药。每临一证，究其阴阳向背虚实，来去之至数，幸而得之，则私自诧以为未知于古，奚若然世不多医也。尝谓：人有必无可医之病，医有必不能医之时，故设例自限年，来求诊渐伙，颇乖吾旨，恐终不免为庸医之归，因录其曾经有效者以自勘。子夏曰："日无忘其所知，月无忘其所能。"辞以未遑而不得，吾与病者两无恨也，尽吾心焉而已。已能而或失其故，知则医之罪无可逭矣。因录此卷，备温故知之，助不足云案也。时光绪六年，岁次庚辰春王月陈虬志三书于瑞安城东吴池之洐泽堂。

---

① 诊：原作胗，据原书名改。

② 扶乩（jī）：中国民间信仰的一种占卜方法。扶，指扶架子；乩，谓卜以问疑。

存存斋医话五集

存存斋医学杂识卷一

会稽赵彦晖晴初

1. 程子曰：世之人务穷天地万物之理，不知反之一身。五脏六腑，毛发筋骨之所存，鲜或知之。善学者，取诸身而已，自一身以观天地。

2. 杂病之繁冗难明者，莫如咳嗽为最，然究其源，不过胃气不清、阴火上乘二者而已。《内经》虽分五脏六腑诸咳，而所重尤在“聚于胃，关于肺”六字。胃为脏腑之总司，肺为诸咳之门户。不但五脏之久咳乃移于六腑，即诸腑之气，靡不本之于胃。故凡脏腑诸咳，咸聚于胃而关于肺也。所谓胃气不清者言：水谷之气，不能如雾上蒸于肺，而能溉诸脏，势必留积于胃，随热气而化为痰，随寒气而化为饮。胃中既为痰饮所滞，则输肺之气亦必不清，而为诸咳之患矣。

外感诸咳中，唯风热、风燥二证，世所难明。如冬时先伤，非节之暖，复加风寒外遏而致咳嗽，痰结咽肿，身重自汗，脉浮者，风热也。治此者当辛润以解其邪，如葳蕤汤之类，切弗误与辛热发汗，致变风温、风毒、自利、发斑种种危殆。至于风燥一证，辨治犹难，盖燥为秋气令，不独行，必假风寒之威，而令乃振，咳乃发也。然考之于《经》，则不曰秋伤于燥，而言秋伤于湿者，何也？夫秋令本燥，以长夏湿土郁蒸之余气，渐渍身中，随秋令收敛而伏于肺胃之间，直待秋深燥令大行，与湿不能相容，至冬而为。咳嗽此证，有肺燥、胃湿两难分解之势，古方中唯有《千金》麦门冬汤、《千金》五味汤二方独得其秘，不知者以为敛散，不分燥润杂出，则又置而不用，总未达分解风湿之义耳（《伤寒兼证析义》）。

3.《局方》于麻黄、杏仁、甘草中，加阿胶、贝母、桑叶、知母、款冬、半夏，盖杂清润于辛温之内，凡阴虚邪伏者，服之最宜，名款冬花散（《金匮翼》）。

4. 幼孩连咳数十声不止，数十日不已，吴鞠通用《千金》苇茎汤加葶苈，二帖而安，可法也。

5. 木克金鸣，当与柔肝清肺。

6. 温病下后宜养阴，暑湿下后宜兼和胃，盖暑必夹湿故也。

7. 痰饮，当恶水反喜水者，饮在肺也。以水停心下，格拒心火，不得下通于肾，反来上烁华盖，又格拒肾中，真水不得上潮于喉，故嗌干而喜水以救之也，用辛能润法。

8.《精解微论》曰：厥则目无所见，夫人厥而阳气并于上，阴气并于下。阳并于上，则火独光也；阴并于下则足寒，足寒则胀也（厥则无不因阳气在上，若不能通阴纳阳，而用辛热滋腻之药，贻害无穷）。

9. 亡阴、亡阳相似而实不同。亡阳则脉微，汗冷如膏，手足厥逆而舌润；亡阴则脉洪，汗热不黏，手足温和而舌干。但亡阴不止，阳从汗出，元气散脱即为亡阳。然当亡阴之时，阳气方炽，不可即用阳药，宜收敛其阳气，不可不知也。亡阴之药宜凉，亡阳之药宜热，一或相反，无不立毙，标本先后之间，辨在毫发。①

10. 凡人胃气调和，则营气从中焦上蒸于肺，脾气不运则营气不能上蒸，或从郁火而滞于左胁，或夹痰湿而凝于右胁，或随糟粕而滞于小腹，故脾气衰惫之人，腹胁常硬满也。凡腹胀满而漫肿虚大者，属气滞；肿硬光亮者，为水结少腹；濡肿而痛，有青紫筋膜绊于腹皮者，为瘀积也。②

11. 伤食与停食，宜分两项。伤食者，饮食自倍，肠胃乃伤，病在不及消化。停食不论食之多少，或当食而怒，或当食而病，在气结而不能化也。治伤食宜偏重于食，或吐或下或消。若停食则偏重在气，唯理气而兼之以消，吐、下之法，不可用也。大都伤食当分上、中、下三焦，而停食则专在胃脘也。

12. 治噎膈，用烧酒一斤，浸海蜇头一斤，入瓷瓶内，埋地数年，则海蜇化为水，令取饮半酒杯，妙。③

13.《圣济总录》治咽喉妨碍，有物吞吐不利。方：杵头糠、人参各一钱，石莲肉炒，二钱。水煎服，日三次。

14. 甘苦合化阴气利小便法，举世不知。在《温热门》中诚为利小便之上上妙法。盖热伤阴液，小便无由不生，故以甘润益水之源；小肠火腑，然苦不通，为邪热所阻，故以苦药泻小肠，而退邪热。甘得苦则不呆滞，苦得甘则不刚燥，合而成功也。④

15. 凡泄泻宜用丸药，盖土恶湿而喜燥，即用汤剂，亦须浓煎少服。盖汤者，荡也，脾虚者所忌，以服下即行不能久注胃中

① 此条与存存斋医话三集 72 条、存存斋医话续集 45 条大体相同。

② 此条与存存斋医话三集 73 条、存存斋医话续集 46 条大体相同。

③ 此条与存存斋医话三集 134 条、存存斋医话续集 124 条大体相同。

④ 此条与存存斋医话三集 70 条、存存斋医话续集 44 条大体相同。

故尔。①

16. 古人治积聚类用丸药，以汤药如过路之水，不能久注病所耳。

17. 喉痹吹药：白矾末一钱，同巴豆一粒同炒，去巴豆，取矾研细末。吹之，即吐浊痰，名碧云散。②

18.《叶香岩传》（长洲沈德潜撰）：君名桂，字天士，号香岩。先世自歙县迁吴，诸生巄山公，曾祖也。祖紫帆有孝行，通医理，至君考阳生而精其术。范少参长倩③无子，晚得伏庵太史，生无谷道，啼不止，延医视之，皆束手。阳生翁至，曰："是在膜里，须金刀割之。"割之而谷道果开。太史既长，为紫帆翁作传以报焉。

君少从师受经书，暮归阳生公授以岐黄学。年十四，翁弃养，君乃从翁门人朱君某，专学为医。朱君即举翁平日所教教之。君闻即彻其蕴，见出朱君上，因有闻于时。君察脉、望色、听声、写形，言病之所在，如见五脏癥结。治方不执成见，尝云剂之寒温，视疾之凉热。自河间以暑火立论，专用寒凉；东垣论脾胃之火，必务温养，习用参附；丹溪创"阴虚火动"之说，又偏于寒凉。嗣是宗丹溪者多寒凉，宗东垣者多温养。近之医者，茫无定识，假兼备以幸中，借和平以藏拙，甚至朝用一方，晚易一剂，而无成见。盖病有见症，有变症，有转症，必灼见其初终转变，胸有成竹，而后施之以方，否则以药治药，实以人试药也。持论如是，以是名著朝廷，下至贩夫竖子，远至邻省外服，

① 此条与存存斋医话三集 71 条、存存斋医话续集 163 条大体相同。

② 此条与存存斋医话三集 122 条、存存斋医话续集 125 条同。

③ 倩：原为债，疑误。

无不知有叶天士先生，由其实至而名归也。居家，敦伦纪，内行修备，交朋以忠信，人以事就商，为剖析成败，如决疾然，洞中窾[①]会，以患难相告者，倾囊拯之，无所顾藉。君又不止以医擅名者！没年八十，配潘孺人。子二，奕章、龙章，亦善医，以君名掩。孙二，堂、坚；曾孙三人，习儒业。食君之德，高大家声，将于是乎在。论曰：自太史公传仓公件系其事，陈承祚作《华佗传》，因之后戴九灵、宋景濂仿其体作《名医传》。君不欲以医自名，并不欲以医传后。临没诫其子曰：医可为而不可为，必天资敏悟，又读万卷书，而后可借术济世，不然鲜有不杀人者，是以药饵为刀刃也。吾死，子孙慎无轻言医。呜呼！可谓达且仁矣。

19. 平安如意灵丹（即塘楼痧药）：真蟾酥九钱，茅术米泔浸晒三两六钱，明天麻蒸晒三两六钱，麻黄去根节晒三两六钱，雄黄水飞三两六钱，朱砂水飞三两六钱，锦纹大黄六两，甘草去皮二两四钱，丁香六钱，当门子三钱，西黄三钱。共二十八两五钱。

上共为细末，火酒法为丸，如萝卜子大，朱砂为衣，孕妇忌服。

霍乱吐泻，中暑头晕，绞肠腹痛，心口迷闷，及胃气疼痛，寒热疟痢，温水送下七八丸，重者十三四丸。

斑痧、中风、痰厥，不省人事，将二三丸研末吹鼻，再用十余丸研汤细灌。

小儿急、慢惊风，将一二丸研末吹鼻，再用二三丸灌之，可立苏。

走马牙疳、恶疮疔毒、蛇蝎蛊伤，捣末敷患处。

---

① 窾（kuǎn）：同“窽”。空隙，洞穴；挖空，掏空。

凡自缢、溺水、跌打死、暍死、惊死、鬼魅死，略有微气，心头尚温者，将药研末吹鼻灌口，并能起死回生。

20. 卧龙丹：灯心灰二两，荆芥炭二两，牙皂六钱，细辛六钱，冰片三钱，射香三钱，闹羊花八钱。

21. 宝花散：细辛二两，荆芥一两，降香六钱，川郁金四钱。

22. 癫狗、毒蛇咬人者多死，方书治不甚验。唯萧山韩氏所传五圣丹神效，录之以广其传。

当门子一钱，冰片一钱，火硝三分，雄黄一钱，九制炉甘石一钱。

上药共研细末，男左女右，用竹挖耳点近鼻处大眼角七次，隔一日再点七次，再隔一日又点七次，虽重伤者自愈。若犬咬至二十日外者，不治。若用药后，误吃羊肉，用药再治，至二十日外者，亦不治。宜忌羊肉发物四十九日。兼治痧证闷死，伤寒斑发不出者，亦用此药点眼角，男左女右（《冷庐杂识》）。[①]

23. 吊脚痧证至速，服药不及，必先外治。急用糟烧一大碗，烫热，入斑猫[②]末，搅匀，乘热熨四肢，数人用手连拍之，冷则更易，熨至小便通，转筋自止，再饮煎药，可以获痊。此方疗治多人，世俗所传之方，仅用烧酒，无此神应（《冷庐杂识》）。[③]

24. 治赤白二浊及梦遗方：大黄二分，研末，鸡子一枚。

将鸡子敲碎一孔[④]，入大黄末，在内纸贴好，煮熟空心食之，

---

① 此条与存存斋医话三集133条、存存斋医话续集112条大体相同。

② 斑猫：即“斑蝥”，系绍兴俗称。

③ 此条与存存斋医话三集113条、存存斋医话续集113条大体相同。

④ 孔：原文作干，据《存存斋医话稿三集》改。

吃四五枚即愈。[①]

25. 治脱肛方：雄猪大肠一尺，入升麻末四两在内，扎两头，煮烂，去药食肠，即收上。如收上即脱下者，气虚寒也，另服补药。[②]

26. 又方：鳖甲头一个，煅枯凡三分 五倍子煅三分。共研极细末，糁。

27.《千金翼》治痰饮、吐水发无时，候其原因，饮冷过度，遂令脾胃气弱，不能消化饮食，饮食入胃，皆变成冷痰涎水。用赤石脂火烧，捣极细末，每早晚各服二钱，干姜汤调下，此方亦可治反胃吐食物者。[③]

28. 治肝胃气，如神：娑婆子炒四两，陈木瓜炒二个，煅瓦楞子四两，生蛤粉切勿经火一斤，陈香橼木炒二个，煅牡蛎四两。

共为末，砂糖为丸，如桐子大，每服三钱（此方许敬斋传）。[④]

29. 治淋证：生军二钱，牙皂一钱，滑石五钱。

共为末，黄酒炖开，冲去滓，饮酒，虚人减半（此方许敬斋传）。[⑤]

30. 若脾虚停湿，则失其健运之常，不能鼓精于肺，遂而成痰，此脾湿而生痰者也。有阴血不足，阴火上逆，肺受火侮，不能清肃下行，由是津液凝浊，生痰不生血者，此又因阴虚火动而成痰者也。由是知痰之为物，皆脾湿津液所成。治痰者，要当察

① 此条与存存斋医话三集 114 条、存存斋医话续集 114 条同。

② 此条与存存斋医话三集 115 条、存存斋医话续集 115 条同。

③ 此条与存存斋医话三集 116 条、存存斋医话续集 117 条同。

④ 此条与存存斋医话三集 117 条、存存斋医话续集 118 条同。

⑤ 此条与存存斋医话三集 63 条同。

其所来之源，倘以二陈统治诸痰，因于湿者固宜矣。使无湿则何以当之？盖因于火则当治火，火降金清，秋令乃行，水无壅遏，痰安从生。丹溪曰“黄芩治痰，假其下火”，正谓此也（《医旨绪余》）。

31. 脾为阴土，胃为阳土，发黄证所以有阴黄、阳黄之分。如熏黄色者，沉晦不鲜者，属脾之阴黄也，治之当以通阳为主。叶氏曰：通阳不在温，而在利小便，则当化三焦之气矣。三焦之升降，由脾气之转输，则必以运脾为先，是治阴黄之深要也（《医话稿》）。

32. 暑湿午后则甚，入暮更剧，重者亦神昏谵语，至早上午则瘥者，邪在三焦，脾胃因湿重遏，热不得透发。湿为阴邪，旺于下午阴分，热不得外泄，则内扰而神昏，至早上阳旺气升则瘥矣，其神昏谵语，似与热入血室同。然病因治法大异，其舌苔无论黄白必兼滑者，须辛香温苦，先开其湿，使三焦气通，热邪透发，再用凉药清之，自愈（《医话稿》）。

33. 喘咳息促，吐稀痰，脉紧实，无汗恶寒，舌白滑者，属寒饮，用小青龙，外发寒，内蠲饮。

喘咳息促，吐稀痰，脉洪数，右大于左，喉哑者，为热饮，用麻杏石甘汤，开肺清热（《医话稿》）。①

34. 支饮上壅胸膈，阻肺气不得下降，呼吸难通。用：葶苈子炒香研细三钱（禀金水之气，破癥瘕积聚，通利水道，急泻肺中之壅寒），大枣去核五枚（葶苈性慓悍，恐伤脾胃中和之气，故以大枣守中，且恐葶苈性急，以大枣缓之也），衰其大半而止，弗过剂（《医话稿》）。

---

① 此条与存存斋医话三集 63 条同。

35. 飞马金丹：治水食、痰血、寒热诸邪，结于胸膈，高突痛胀不可抑按，不得呼吸，欲吐不得吐，欲泻不得泻者。凡外感内伤，飞尸卒中，暴厥自轻，跌压诸证，见有此状者，无论大小均可用之。

巴豆去皮衣心及油，令净；广木香晒干，橘红各三钱；五灵脂去砂净；广郁金焙，研；雄黄、大黄炒研，各一两；漂辰砂五钱；乳香、没药、山慈菇、百草霜各二钱。各秤，另研净末，分两，再合研一时许，令匀，米醋法丸，如绿豆大，隔纸晒干，紧贮瓷器，置高燥处。二十岁以上者，每服十二丸，禀强者加三丸，老幼随减。三两岁者，七丸、五丸；七八十岁者，九丸。温开水送下，半日或一二时许，非吐必泻。孕妇遇急症，七丸为度（《验方传信》）。

36. 凌霄花散（百一选方），治酒渣鼻。

凌霄花、山栀等分，为末，每服二钱，食后茶汤调下。

37. 赤鼻，俗名酒渣鼻，用枇杷叶去毛、筋，每五钱，煎汤饭后服，日两三次（《验方传信》）。

38. 灸法治寒湿肿胀最稳最效，以病人男左女右中指中节为身寸。

上脘一穴，在脐上六寸；中脘一穴，在脐上四寸；下脘一穴，在脐上三寸；章门两穴，在中脘穴左右各开四寸；神阙即脐中；天枢二穴，在脐旁各开二寸；水分一穴，在脐下一寸半；关元一穴，在脐下三寸；中极一穴，在脐下四寸。

诸穴各灸十四壮，神阙一穴用厚姜片安脐中，加艾其上，灸之有累日，灸至三五百壮及千壮者，竟能生助真阳，拔除沉痼。要在识之于早，迟则无济。凡胀满，起自病后、产后及服攻克药，而日甚，内无热渴，烦闷即渴，亦不消水，或得水反甚者，皆宜（《验方传信》）。①

39. 风痹久不愈，灸法。

凡肩背、腰俞、臂、腿、环跳（臀腿交接处是）、骨骰等处，感受风寒湿气，积久不散，渐致漫肿无头，皮色不变，常酸痛抽掣，或麻木，不能转侧动摇者，先将手按揿极不快处，点定多灸之，自能消散。失此不治，日久成毒，经年累月，极难收成，且多殒命，不可不早治之。

沉香、母丁香、广木香、炒穿山甲各五钱，乳香灯心炒三分，当门子一分。

共研匀细，以核桃壳半个（拣好者），装满药末，覆上点处，壳外水调干面，作圈围住，不令动移泄气，再加湿荷叶一张护之，以防火脱下烫肉。作龙眼肉大艾炷，安壳上，灸七壮，热始直下，再灸，至热不可忍乃止。明日照法再灸，不出三五次，无不消散，决不成毒。每灸后，盖以旧帛缓缓摩荡数百次（《验方传信》）。②

40. 张石顽先生曰：治暑暍证，汗液大泄，中气先伤，虽有膈满，潮热最忌攻下，以无形之热不能随药下散也。即有头额重痛，最忌发汗。凡表药皆能升举痰食浊气，支撑膈上也。

41. 四肢属脾，眼胞上下亦属脾。脾衰则清气不化，浊液不输，水湿停留，故头足浮肿（东垣）。

42. 痰属湿，为津液所化。盖行则为液，聚则为痰，流则为津，止则为涎。

① 此条与存存斋医话三集135条、存存斋医话续集126条大体相同。
② 此条与存存斋医话三集135条、存存斋医话续集126条大体相同。

43. 心火之明克肺金者，人之所知，而脾土之暗伤肺金者，多不及察。盖饮食入胃，必由脾而转输于肺，倘脾受寒湿，必暗随食气暗输于肺，此浊气干犯清气之一端也。肝之浊气，以多怒而逆干于肺，肾之浊气，以多欲而逆干于肺。治肺者，当知所从事矣（《法律卷三·肺痹》）。

44. 土气化而灌溉四旁，坤德厚而资生万物。津液生而阴火伏地，天泰而否隔消，脾气运行则胀满日减，筋骨濡润则瘫痪可强，此端本澄源之道也（《侣山堂类辨》）。

45.《经》云：食气入胃，散精于肝，淫气于筋。人之饮食不化，而成反胃噎膈者，多因肝气郁怒所致，予治此证于调理脾胃药中倍加麦芽，多有应手。盖医者但知消谷而不知疏肝，谷芽、大豆卷可类推。（麦春长夏成，得木火之气，故为肝之为透发其芽，能达水气以制化脾土）（《侣山类堂辨》。）

46. 酸甘化阴，以制浮阳上亢[①]，用蒸熟乌梅肉一钱，冰糖三钱，煎汤饮（《叶案存真》）。[②]

47. 凡三阳证，邪未入里归腑，尚在散漫之时，用承气汤误下之，则热不解而下利，神昏妄言，见矣。拟苦清以通腑气，仍用葛根解肌开表，斯成表里两解之法耳（葛根、黄芩、黄连、甘草）。[③]

48. 虚证用补，慎毋欲速，药即对证，数十剂或百十剂乃可。医者拿不定则见异而迁，病者信不真则半途而废。[④]

---

① 亢：原文为“冗”，疑误，据文义改。

② 此条与存存斋医话三集 119 条、存存斋医话续集 121 条同。

③ 此条与存存斋医话三集 64 条、存存斋医话续集 40 条大体相同。

④ 此条与存存斋医话三集 65 条、存存斋医话续集 39 条后半段同。

49.《内经》、仲景所谓厥者，手足逆冷耳，故有寒厥、热厥之辨。今人所谓厥者，乃晕厥耳，亦兼手足逆冷，而其重在乃神昏若死也。向来混于一处，最误后学。[①]

50. 铁锈水性沉重，和药服能坠热开结。嘉祐方治伤寒热实结胸，磨水入承气汤，服之极验。

51. 昔东坡在黄州，以圣散子方治民间疫病，多神效。到惠州，复用不效而反剧，盖圣散子辛热发散之药，只能治寒疫而不能治他疫也。

52. 痢疾见头痛怕冷，身热无汗者，均属有表当从汗解。如口舌不燥渴，胸腹不闷痛，舌或无苔或淡白且滑，宜活人败毒散。每服五钱，日夜连进三五服，水煎热服取汗，汗透而痢便减。若见燥渴，唇舌红赤，舌苔黄燥或滑，面色腻滞，心烦，小便热赤者，为湿温。暑湿之邪宜胃苓汤（去桂加香薷、薄荷、连翘、滑石、淡豉、六神曲等），连进三五服，得汗透而痢亦自止。此表分阴阳之两大法门也。此而一误为呕、为呃、不寐、不食、神昏、耳聋而危矣。

53. 半夏泻心汤：治暑湿在中焦，升降不利，上则呕吐，中则痞闷胀痛，下则里急后重，下利赤白。

半夏五钱，黄连一钱，黄芩、甘草、干姜各三钱，大枣三枚。水煎服。

54. 三黄甘草汤：治温暑、热毒、赤白痢疾，腹痛攻卫，烦渴，呕逆哕呃，舌苔黄厚，唇舌深赤，日六七十行，痛而拒按，身热，不食不寐。

大黄一两，黄连、黄芩、甘草各二钱。

---

① 此条与存存斋医话三集66条、存存斋医话续集39条同。

煎成调入白蜜一两。

55. 夏秋病痢及疟疾久不愈者：姜半夏、川贝、蜜炙荷叶、蜜炙青蒿子各二钱。

水煎，日服二三次，良验。亦日久积滞已去，余气未净，重药未能去疾，适是伤正，故服此而多效也。

56. 治湿热在下焦，小腹结痛，积滞未净，口燥。

荸荠二两，海蜇头漂淡四两，阿胶一两，山楂炭五钱，陈细茶三钱。煎服。

57. 治痢方：生萝卜汁二杯，生姜汁半酒杯，白蜜一酒杯，陈细茶汁一杯，生藕汁一杯。

和匀，重汤炖服，无萝卜以莱菔子一两，擂浸一二时许，绞汁用。

58. 肝疝闭结：一人小腹结痛胀满，达二阴交会之处，不得坐卧，号哭呻吟者，五昼夜，诸治无效。大便闭，小便滴沥且痛。此正厥阴部分之病，乃素沉酒色，秽浊凝于二阴之界，非二肠、膀胱病也。

川楝子、延胡、橘核、穿山甲、小茴、牵牛子、雄鼠粪、郁李仁、韭根各等分。煎服，三剂愈。

59. 熨背法：川椒、桂心各一两，吴茱萸、川乌、草乌、穿山甲、艾绒各二两。

剉末，以米醋炒透，湿尽，定勿泄气，令温再以新棉絮铺红布夹袋上，令匀。另加麝[1]香一钱，掺匀絮上，即以炒匀之。药铺麝香上，更加棉絮护之，将袋翻转，袋之其长，候病人项与尾闾止，阔约六七寸，置背上，用熨斗缓缓从项以下，周而复始，

① 麝：原作射，据文义改。

火不可剧。熨至一时许为度，既毕，将袋密贮三五日后，候天色晴明，再熨一次，袋太燥则噀米醋，令润，勿令过湿，以五脏之系皆系于背，药力内入，达脏通腑，是以消阴除寒，温阳化气。诸凡宿冷沉寒之疾无不宜之，孕妇忌用（以上俱《验方传信》）。

60. 小儿初生，小便不通。用猪毛于小便眼上刺去薄皮，即通。如无薄皮系胎热，用大葱头一个，切四片，用乳汁半盏同蒸，分作四服，即通（《验方新编》）。

61.《灵枢·口问》篇黄帝曰："人之亸[1]者，何气使然？"岐伯曰："胃不实则诸脉虚，诸脉虚则筋脉懈惰，筋脉懈惰则行阴用力，气不能复，故为亸。"亸曳，肢体弛缓，不收摄也。亸，丁可切，垂下貌，躲同。

62. 六味汤加柴胡、白芍，名疏肝益肾汤（高鼓峰《医家心法》）。

63. 香红饮：人参、炙甘、当归、香附、红花、生姜各一钱五分，无甘草用益母草。

上方治夜发疟，出《医家心法》。

64. 天台乌药散：治小肠疝气，牵引脐腹疼痛。

乌药、木香、茴香盐炒、良姜炒、青皮五钱，槟榔两个，川楝子十个，巴豆七十粒。

先以巴豆微打破，同川楝子麸炒黑，去麸及巴豆，同余药为末，酒下一钱。

65. 止嗽散：治诸般咳嗽，即伤风不醒，脉非细数，未成弱证，劳怯乃邪郁外感之证。

桔梗炒，荆芥炒，紫菀饭上蒸一次，再炒，百部饭上蒸一

① 亸（duǒ）：下垂，病证名，症见肢体疲困、全身驰缓无力或瘫痪。

次，再炒，白前饭上蒸一次，再炒，以上各八两；甘草炒，三两；陈皮水洗去白，炒，四两。

上共磨细末，每服三钱，临睡时开水调下。如初感风寒者，生姜汤调下。

余制此药普送服者，多效。或问药极轻微而取效甚广，何也？余曰：药不贵险峻，唯期中病而已。此方系余苦心揣摩而得之。盖肺属金，畏火者也，遇热则咳；金性刚燥，恶冷者也，遇寒亦咳。且肺为娇脏，攻劫之剂既不任受而外主皮毛，最易受邪，不行表散，则邪气留连而不解。《经》云：微寒、微咳，寒久感也。若小寇，然启门逐之，即愈矣。医者不审，妄用清凉酸涩之剂，未免闭门留寇矣。寇欲出而无门，必致穿窬[1]而走，则咳而见红。肺有二窍，一在鼻，一在喉。鼻窍贵开而不闭，喉窍贵闭而不开。今鼻窍不开，而喉窍将启，能无虑乎？此方温润和平，不寒不热，既无攻击过当之虞，大有启门驱贼之势。是以客邪易散，肺气安宁，宜其投之有效也。普明子曰：肺体属金，譬若钟然，非叩不鸣。风、寒、暑、湿、燥、火六淫之邪，自外击之则鸣。劳欲情志，饮食炙煿之火，自内攻之则亦鸣。医者不去其鸣钟之具，而日磨剉其钟，将钟损声嘶而鸣之者如故也。钟岂能保乎？吾愿治咳者作如是观。

66. 凡大便不通而腹中雷鸣者，下之必无结粪。肥人下后多有脱泄不止之虞，瘦人汗后多有干热不止之患。

67. 肺为五脏之华盖，若下有暖气上蒸，即润而不渴；若下虚极，即阳气不能升，故肺干而渴。譬如釜中有水，以板盖之。若下有火力，则暖气上腾，而板能润；若无火力，则水气不能上，

① 窬（yú）：翻墙头或钻墙洞的盗窃行为，亦指窃贼。

板终不可得而润也。故仲景云：宜服八味肾气丸，并不可食冷物、饮冷水（《金匮翼·消渴门》）。

68. 余治一人发狂，先为刺百会、神庭、人中三穴，后以蜀漆水拌炒热一钱，龙骨煅、牡蛎煅各三钱，黄连五钱，生大黄三钱，水煎服，一剂即安。

按：狂未有不从惊得者，龙齿最能安魂者也。未有无痰者，惊则气逆，气逆则痰聚，蜀漆最善劫痰者也。未有无火者，火性炎上，故登高而歌，弃衣而走，黄连能泻心火。病属阳明，故用大黄以泻之，釜底抽薪法也（《金匮翼·癫狂门》）。

69. 开泄则伤阳，辛热则伤阴，虚损证夹风寒，用药难措手者在此。

70. 阳明津枯，上不供肺，下不滋肠。

71. 育阴可以除热，扶阳可以祛寒。

72. 汗出乃阳气走泄，泄泻系阴气不守，临此证者当防脱也。

73. 湿浊踞肠，肺不肃降；湿浊去，肺气降矣，徒肃肺不效也。

74. 王肯堂论治疟，唯足厥阴最难得汗，其汗至足方佳。又云：疟疾取汗，非用麻黄辈，但开郁通经，其邪热即散，而为汗矣。

按：疟邪必从汗解，在阴者，汗出至足方佳。

75. 久疟不止，元气虚甚者，用人参、常山各五钱，剉碎，微火同炒，去常山，只以人参煎汤，未发前服，屡验。

76. 风寒自表而受，发为疟疾，宜小柴胡汤。参、甘、姜、枣补正托邪，半夏、柴、芩解其寒热，按法投之，辄效。若温热暑湿之邪，自口鼻而受，病从里发，肺胃之气窒塞，痞闷恶食，疟名虽同，证因迥异，苟不辨别而用小柴胡，则参、甘、姜、枣之温补壅塞助邪矣。即不用全方而专以柴胡治疟，亦唯外夹风寒，尤必佐使得宜，始可见功。此倪涵初之三方，所以愈病稀而加病多也。

按：天士叶氏治疟不用柴胡，灵胎徐氏深诋之，谓小柴胡为疟疾主方，如天经地义，不可移易，两说莫不辨其是非者。得此说，然后知两说皆是，而各有偏见也。

77. 疟母必用鳖甲煎丸。丸中除去人参为大谬，或以参汤送之，参力已过，丸力才行，譬如悍卒无良将统驭，步伐岂能整齐。

又按：此方偏于寒削，若阳虚者不宜，唯仲淳疟母丸重用参、桂为宜。

78. 凡疟之寒甚者，战栗气急，虽覆棉不解，不知者当寒作时，恣饮姜汤、火酒，寒不能祛，而其日热作必甚，助其火也。《准绳》一说殊妙，谓疟之作寒，乃阳气陷入阴中，须升提之。

79. 食疟，因饮食不节，中脘生痰，加以风气乘之，故善饥而不能食，食而支满，腹大善呕。实者，二陈加枳壳、草果；因饥饱劳役而发，日久不止，脉虚者，理中汤加枳实、青皮。

80. 疟邪藏于皮肤之内、肠胃之外，此营气之所舍也。

81. 厌疟之法，有效有不效，人每疑之，而不知其所以然也。盖疟以邪正相争，其感之浅者，乃少阳胆经病也。唯其邪本不甚，则邪正互为胜负，当其互争之际，但得一助之者则胜，故不论何物，皆可用以为厌。但使由之，勿使知之，其人恃有所助，则胆气略壮而邪即败矣，此即《内经》移精变气之意也。

按：十二经皆取决于胆，胆气壮自能却邪，非必少阳胆经疟，始可用厌法也。

82.《证治准绳类方·疟门》载麻黄黄芩汤治夜疟。

麻黄一两去节，桃仁三十枚去皮，黄芩五钱，炙甘草三钱，桂枝二钱半。

为细末，每服五钱，水一盏半，煎至一盏，迎发而服之。

注曰：桃仁味苦甘辛，肝者血之海，血受邪则肝气燥。《经》所谓肝苦急，急食甘以缓之，故桃仁散血缓肝，谓邪气深远而入于血。故夜发乃阴经有邪，此汤发散血中风寒之剂。

按：夜发疟必须散血，如桃仁辈。第是方用麻黄，未免太峻，当审证另择风药代之。

83.凡诊脉遇有极大无力者，须防阳气浮散于外。若极微之脉，久久寻而得之于指，稍稍加力，按之至骨，愈坚牢者，不可认作虚寒。

84.甘草煎汤调元明粉，热服，易思兰法也（有《易氏医案》）。

85.《经》曰：一阴一阳结，谓之喉痹。一阴者，手少阴君火心之脉气也；一阳者，手少阳相火三焦之脉气也。夫二经之脉并络于喉，故气热则内结，结甚即肿胀，胀甚则痹，痹甚则不通而死矣。

86.哮虽肺病，而肺金以脾土为母，故肺中之浊痰，亦以脾中之湿热为母，脾气混浊，则上输浊液，尽变稠痰，肺家安能清净。所以清脾之法，尤要于清肺也。

87.《玄珠》曰：上下睑肿者，脾气热也。一曰脾之候在睑，睑动则和脾，能消化也。脾病则睑涩嗜卧矣。又曰：脾虚则睑肿（睑音检，俗呼为眼胞，又名眼眶）。霍乱大吐泻后，目陷，上下两眶青如磕伤，此土败木贼，不治。[①]

88. 丹溪曰：阳明经有风热，则为烂眼眶。

89. 脾绝者，唇白而肿。

90. 阳明气至则啮唇。

91. 上下唇皆赤者，心热也。上唇赤、下唇白者，肾虚而心火不降也。

92.《经》云：饮入于胃，上归于肺。又云：谷入于胃，乃传之肺。是饮食虽殊，皆由肺气之通调，则溺粪虽异，皆禀肺气以传化矣。[②]

93. 土有湿气，始能灌溉四旁，如地得雨露，始得发生万物。

94. 马元仪《印机草》中所载寒热痞闷、中州结痛者，每用人参、桂枝、肉桂、黄连、炮姜、半夏，或合枳、朴，或合枳、橘。继见燥象，即以人参、生首乌、瓜蒌实、蔗浆、梨汁、芦根汁等，或用黄连、知母，或合橘、半。若见虚寒象，多用理中加桂汤，或白通加人尿猪胆汁汤。其用人参有一二两至五六两作一剂者，亦可谓大手笔，但雷同之案太多耳。又见其治身热胸满喘嗽多痰者，必重用瓜蒌实、紫菀，佐以半曲、贝母、杏仁、苏子、枳、桔，或合柴胡、秦艽，或合前胡、干葛，大约相同。至如瓜蒌实合炮姜及桂枝、生首乌者，不一而足。

95. 丹溪治瘀血痢，用乳香、没药、桃仁、滑石，佐以木香、槟榔、大黄，神曲糊丸。米饮下百丸，再服，大下秽物而愈。

96. 王肯堂治邑令刘蓉川，深秋患疟而洞泄不止，欲先去其

① 此条与存存斋医话三集68条、存存斋医话续集43条前半段大体相同。

② 此条与存存斋医话三集67条、存存斋医话续集162条同。

一为快，乃用《局方》双解饮子，一服而二病俱愈。是得法于澹寮，所谓用药多一冷一热、半熟半生、分利阴阳之义也。

97. 解食生鸦片方：胆矾八分，研末，白芥子用生者，研细末，约两匙。

二味和半滚水调匀，令饮下。如不吐，多饮清汤，胸满必吐矣。病者勿任其昏睡，以清水喷其面，常使惊醒，扶而行之更妙。①

98. 痰气壅逆，往往脉伏不见。如作虚脱治误矣，当开通痰气，其伏脉即出。

99. 醋制香附一斤，巴豆肉一两，同炒巴豆黑色去之，蜡打面糊为丸，如桐子大，米饮下五十丸，治有积成形者。②

100. 少腹有形结聚，乃下焦肝肾之病。道路迂远，药必从咽入胃，由胃入肠，始达病所。若用刚猛之药，须防上中无病之处，先受攻伐之累。倘胃气一伤，病益加而更难施治。古人有以刚猛药末捣为小丸，外以和平之药为衣，庶几喉间知有和平气味过胃，之后始露猛烈之威灵，适至病所，所谓有方必有法也。

101. 糯稻根须，种植以来，不见天日，得水土之养，清而不克之药，能退阴分燔灼之热。

---

① 此条与存存斋医话三集121条、存存斋医话续集123条前半段大体相同。

② 此条与存存斋医话三集120条、存存斋医话续集122条大体相同。

存存斋医话六集

会稽赵彦晖晴初

1. 黄帝问曰："医之治病也，一病而治各不同，皆愈，何也？"岐伯对曰："地势使然也。故东方之域，天地之所始生也，鱼盐之地，海滨旁水，其民食鱼嗜咸，皆安处，美其食。鱼者使人热中，盐者胜血，故云其病皆为痈疡，其治宜砭石。其砭石者，亦从东方来。"

2. 针灸本我国所发明，其由来邈远。扁鹊实其始祖，后汉时有针医郭玉师事程高，程高师涪翁。涪翁者，不知何许人，以尝钓放涪水，故号涪翁。日本之针术，实出自我国所传。其《大宝令》中载有针博士、针生。云：成化九癸巳孟冬，日本国岛山殿所使副官信州隐士言，二百年前彼国有两名医，一为和介氏，一为丹波氏，皆专治痈、疽、疔、疖、瘰疬等疮，定八处灸法，甚有神效。

3. 清季一代，海禁大开，欧风东渐。日本设校传授，上下提倡，名贤辈出。法国译《黄帝内经》言：中国之针灸出神入化，非近代科学所能解释也。

4. 杨福康，余姚人，摇虎撑出身，距今六七年，其治症犹熟。无论奇症、难症，经福康手无不愈。不知何人传授，晚年名命愈高，家亦益起，施医药皆躬自为之。其卒后，不戎于火，全家毁焉，人目为无天道。金燕忱之祖母，病落头疽，势已垂危，福康用党参十四两，得全其所以。延请来渠家之，故燕忱言之，眉飞色舞，善中有一段任侠之气，非燕忱父不能，福康也。其徒会稽章吉堂亦有名，然视福康[1]相去远矣。

5. 上虞以技擅名，边墩尼庵之灸，大板桥和尚之儿科，百官许氏之治杨梅疮，章陆之眼科，皆历久不绝。章陆为章陆两姓聚施而居，其中章自章、陆自陆，界割分明，但外人不知耳。陆姓无闻人，章氏以眼科著，星齐者，眼科中之开山祖师也。行年三十，尚无业，遇一摇虎撑郎中，留之宿，殷勤请教，遂精眼科，试之辄效，于是远近奔赴焉。然其术初无他长，一味以清凉为主，为其所误者亦不少，唯名誉既著，病家终信任耳。畅庭汉臣，名诸生也，亦窃效其所为。汉臣并不是营业，而其术尤工，盖其术并不得之星齐，向之摇虎撑郎中闻星齐之得意，重经旧游，而明齐恐夺其生意，百计挤之去，该郎中乃尽以其术传之屠裴。屠桂芬与汉臣有戚谊，故书传其术。唯桂芬早故，一门又就商上海，此屠氏之所以后继无继起也。

6. 先祖病疟痢，庸医王南阳用下药，竟不起。先长兄幼甚慧，先君子极爱之，十七岁寓先外父宅，病疗王南阳以伤寒治，禁不许食，亦不起。由是先君子博考医书，曰："吾以免庸医误耳。"晚年精外科，求治者接迹。今孙慕范能外科，犹其遗也。予极信洄溪医，与倪茂才旺冬参伍考订，以是多年怔忡得无恙。金燕忱病伏暑，其医以党参进，予大喊不可，金不信，卒。不治一物，不知儒者之耻，病者言此，医者习医，须通经与明医理，方能为人医，决不能视医为玩意耳。

① 福康：原文为福堂，据上下文义改。

7.《左传》秦缓谓：晋侯病在膏肓之间，攻之不可，达之不及。

注：攻慰，灸也。言不可火攻达缄也，言不可以针达也。

《史记·扁鹊传》：扁鹊治虢太子尸厥暴疾之病，使子豹为五分之熨①，熨①两胁下，太子起生。

8.《史记·仓公传》：齐北宫司空命妇病疝气，灸其足厥阴而愈。所决生死不应期者，或不当饮药，或不当针灸……教高期王，宜镵石②定砭灸处。

9. 孟子曰：七年之病，求三年之艾。

10.《抱朴子》曰：百家之言与《经》一揆，譬操水者，器虽小而救火同焉。犹施灸者，术虽殊而救疾均焉。况返死回生，孰如灸法之神且速耶！

11.《千金方》云：宦游吴蜀，体上常带三两处灸疮，则瘴疠、瘟毒不能著人，故吴蜀多行灸法。

语云：若要健，三里常不干。

12.《内经》《汉书·艺文志》已有著录，则虽非黄帝之书，其必在汉以前，没有疑义。刘向谓韩诸公子所著，程子谓出战国之末，大约非出一人之手。徐洄溪云：《内经》治病之法，针灸为其言不错，《内经》所讲的针灸真是太多。《异法方宜论》北方病寒，治宜灸焫③。《刺疟论》疟脉小实急，灸胫少阴。《骨空论》大风④汗出，灸譩譆；失枕，灸脊中。

活动是用药之机，真切是识病之老到。识病当测而知，用药

① 熨：原文为慰，据《史记·扁鹊仓公列传》改。

② 镵（chán）石：古时治病用的石针。

③ 焫（ruò）：指利用燃烧草药熏灼治病的方法。

④ 大风：原文为天风，据《素问·骨空论》改。

是格物之致知。

13. 世上之人，男女老少，不可胜计，而性情嗜好，苦乐贵贱，纷纭杂沓，亦不可胜计。而得病之因，从内从外、不从内从外，盖所值之时，所寓之境各各不同。治疗者细心参究，心灵机熟，补泻寒热，或汗、或吐、或下、或和，施之切当，用药无不应病，神化莫测，济生之术也。但要不板不局、不贪不骄，乃为上医。

14. 学医先知死、活、性命要害之所在，伤酒、伤色、伤力、伤食皆有可治之法。唯伤药最难调治，为其胃阳消削，饮食不为肌肤，故治之难以见功。

15. 熟读《素问》《灵枢》《难经》《甲乙》等书，则知医理之精微，细心玩索前人议论、方药、医案等，则法多而熟，治疗精通，用药灵活，如是而生，如是而死，了然胸中，施治有效。

16. 有一病，自有一方。用之灵与不灵，在乎其人。所以古方新病，难以执方施治，必待医者心灵，活法以用之，则无不灵也。

17. 十二经络、五脏六腑、奇经八脉、肌肉皮毛、骨节六腧、九窍毛孔、四肢百骸，气血精液，周身内外，知觉运动，灵魂归纳。

18. 出入呼吸，生身立命，全在天气地味，保养元神、元气、元精，和则无病，违则有疾。

19. 春夏秋冬，以应生长收藏，随四时之造化以生五行，顺天地之升降以运六气，人生于中，效法无违则知天命，知人偶有违和则疾病。

20. 诸病总由内外二因、七情六欲所致，能恬淡自如，勿药有喜，不治而病渐愈矣。

21. 五行颠倒，阴阳互参，死中求活，活中求死，人自不知耳。参透此理，则医道易如反掌。

22. 心粗气浮，贪鄙夸婪之人，固不可学医；而多疑多虑、庸愚浅陋、迂腐执拗之人，更不可以学医。

23. 保养一道，全要静存和顺，无违天时，有洽人事，斯为得道。《易》曰：乾道变化，各正性命，保合太和，乃利贞。首出庶物，万[①]国咸宁。此之谓也。

24. 最可伤者，愚顽乡农，每遭病，轻生莫辨，任庸医调治，寒热虚实，错误莫救，视人命为草菅，能无夭殃哉！风为百病之长，此四时不正之气，若和风，岂有致病之理？《经》曰："虚邪贼风，避之有时。"

25. 寒热温凉，四时运化，六传递，生长收藏，发育万物之道也。天生地承，人参两大，以周天之运度，稍有不纯，则生疾病。人处于两间，能不察识其时哉？若春不温则夏不热，生长失职；夏不热则秋不凉，冬不寒则藏失职。四时违，六气错，施至而不致，皆其候也。二十四气，七十二候，司天在[②]泉，上下分令，五运周流，各值年，人亦应之。总在大气之中，六合之内，稍有不和，则人身亦随之而不和，岂可不自儆哉？

26. 水不升为病者，调肾之阳，阳气足，水气随之而升。火不降为病者，滋心之阴，阴气足，火气随之而降。则知水、阳火本阴坎中，阳能升离中阴，能降故也。

27. 心动则五脏皆动，意到何脏则何脏发，用必取决于胆，

---

① 万：原文为"物"，疑误，据文义改。

② 在：原文为"上"，据运气学说改。

而用乃行，心有定，意无定，故心为意为用。

28. 心正则意诚，理明则识真。一病到手，真看到底，勿疑虑，勿他歧，勿恐惧，勿惊惶。人忙我想，人乱我定，细心察认病情，必从望、闻、问、切四者而得其要。我既得于心，用药施治自能应手，否则又何足言医哉？

29. 治病认不真切，胸中能了了？则静坐思之，总于望、闻、问、切四者中搜求病源，必有得心之处，心中明白用药方灵。若终于疑惑，而勉强投药处方，窃恐误人性命也。

30. 医者存心公正，则天必佑之以福，若轻贫贱、重富贵，媚轩冕凌乡愚，图利夸能，乘危索诈，种种恶痛加改除，斯为大医。

31. 明王履，字道安，太仓人，作《百病钩玄》二十卷、《医韵统》一百卷。

32. 缪希雍，字仲淳，常熟人，作《本草疏经》《本草单方》《广笔记》。

33. 薛铠，字良武，为诸生，编《保婴撮要》。子名己，字新甫，号立斋，著有《家居医录》十六种传世。

34. 清心寡欲，精神自足，饮食调匀，起居安适，形神自能生旺。取乐快心之事，皆戕贼精神，斫削元气，故曰玩物丧志。

元气、元精、元神皆呼吸天地，运行日月，活命之根也。伤其代其本元，会已离命，从何立身，从何安？

35. 沉溺不返，最坚牢，最伤损，唯“酒色”二字。至死不变者有之，丧身忘家者有之，而致病为最烈，轻则残，重则必死也。戒之，戒之！

36. 心气不足，则百病蜂起。治此先和脾气，后养心血，安神为要。忌用苦寒辛热，故难治，唯清淡温和之品，奏效反速。

37. 怒而正虽伤，无害；郁而正欲其无害，难矣。何也？怒则发泄其肝，而心自平；郁则不能发泄而难平，故不能无害也。脉之动静，即气血之动静。

按：脉切法虽分二十，有然而大略也。

38. 指下之动静，分三部九候、上下内外，以应五脏六腑之盛衰，本脉、病脉亦约而言之，不能按图索骥也。若胶柱鼓瑟，则呆着活脉，焉得应手？初学切脉，先明呼吸，以知动静来去，然后参玩，有二十有七种脉法，分阴阳脏腑、邪正盛衰，先参死脉，除去死脉，则现病脉。若不知人平素本脉，则不知病脉，而死脉何由而识，故当先学本脉。本脉者，人长脉长，人短脉短，肥人脉沉，瘦人脉洪。青弦、黄洪、赤数、白浮、黑沉，又分虚实以辨之。有痰脉滑、有风脉浮之类，各各参玩，临时采取用之可也，不可拘泥为要。

39. 吾气常与天地气接，则不绝；吾性常与天地气洽，则不死。故知木不着地气则枯，星不着天气则陨，天地人，一而二，二而一者也。人生两大之间，负阴而抱阳，亲乎？地而远乎？天以地质为立体之基，以天气为卫生之实。离此二气，即死矣。

40. 自古名医，唯扁鹊之言少而准，华佗亦然。

医书汉为上，唐次之，宋已后不及而多紊乱，局方更甚。唯四大家补前人不逭，启后学，精微有功斯道。

41.《伤寒》无完书，方书多伪法。《本草》详于利害，前人议论，各出已见，是处虽有，非处亦复不少，故辩驳者极多，至当者甚少。读《伤寒》参透仲景本文，读《本草》看透药性利害处，读方书捡出伪方，读议论取其精华弃其糠秕，庶无害也。

42. 人身前面可动者，阴用阳也，后面不动者，阳用阴也，所以前抱阳后负阴也。

43. 津生于肺，出于廉泉，藏于肾，约于脾，咽津即纳气，元精生化必从咽津始，一切虚损证，此法最妙。

44. 聪明敏达之人，用意治病神，活动常得最灵、最妙，投之即时见效。但轻重相宜，气味相合，适逢其时耳。若错误其意，为害亦烈，医者知之。

45. 命门真火藏于肾之中，性门真水藏于一心之内。但言真火命门，而不参究性门真水，何也？因真阳之火，能生真阴之水故也。殊不知性命相生，并存于我身，水火一息不交，则不知而病。天乙所生者，此水也，为生身之始。水中能生真火，人皆不知，故不言及。况保真阴之水，则真阳之火常存而不散。若真阴一衰，则真阳之火无附，飞扬上升，变为邪火，真阴之水渐涸，岂不危哉？真阳取之阴，真阴取之阳。

46. 劳苦乃成人创业作事之基础，逸乐乃败人弃丧事之贼也。故从劳苦中寻乐必有益，逸乐中寻乐必有损。

47. 心粗则作事难成，心野则作事无成，心荡则终身弃物，无恒者亦然。动作随时而用药亦随时，语言随时则灵不时，则不效矣。嘘气则有水，阳化阴也。蒸水即有气，阴化阳也。悟此理乃可用药，看前人医案，检其理，所以深得病情者，参之；若好奇立异，伪造惊人之案，则不必参也。

48. 心主生，四脏赖以养焉。一身之内，心为主宰，故镇静端拱于上，十二官奉命行令于下，心舍包络，无微不烛，精粗内外，知觉运动，唯心先觉，故神灵为主，独舍于心焉。

肝为东方生气，勾萌拆甲，布令行化之首也。时刻保护，尚恐有遏生机，万无克伐之。

49. 肾主纳，天乙生化之源，人心中命根也。而真阳藏于水中，如太阳从海中出也，故水温则活，水冷则死。水从阳能上升，心降犹火从阴能下降。

50. 胆为清净之府，为中正之官，决断出焉。太寒则肃，太温则刚，不寒不温，斯为清净、中正。

51. 气之性善升而易散，育与固养气之妙法。唯静存守中，善养气者矣。

52. 血之性喜降易凝，和与温养血之妙。唯运动调中，善血者矣。心生血，脾统血，肝藏血，气为之主，气行而血随之。

53. 天运时刻不暂停，人身气血亦周流不息。

54. 饮食随时而调和滋味，不必可但要洁净合宜。饥餐渴饮，饱则止，饿则食，无失时候，不多不少，则胃实肠虚、肠实胃虚。脾不劳而运化饮食，散精布气，资生妙用，在是养生者，毋忽焉。

55. 治病之道，贵得病情要识。得情全在望、闻、问、切四者，揣摸测度而知必切当。用药立应，若以人言为准，私意逆随境猜度，皆有大误，学者知之。

56. 肺主皮毛，脾主肌肉，此脾肺体用微验也。

57. 筋以爪甲现本体，骨以齿牙现本体，肝肾之体用发现也。

58. 肾主纳，肺主出，脾胃容受运化，则吃得下，屙得出。此肺肾脾胃，运用功能也。

59. 本草以气味识药性，以药性功用[1]，以功用配合成方。治疾病应验无失，若执滞不圆通，则格物致知之。功夫未到，虽曰

① 此处疑有脱字。

读本草方书，反生疑忌，终无益也。

60. 医书方而多卷，卷手较者，真至宝也。何可多得药物备而精，件件道地者难得。如用兵不精锐，焉能奏捷。方书钞刻者错误极多，分两不准，有彼多此少、张增李减之失。看方书者自立主见，勿受其惑可耳。

61. 口授丹方，无不夸张效验，而又药轻贱，便于采取。故人乐于听闻，易于深信。不辨病之浅深、阴阳、表里、虚实，姑且试之。轻投药石，祸不施踵，往往有之，而人弗悟。哀哉！

62. 刻方书为好事。其难其慎殊勿易也。非应古方药物，和平方法正亲知灼见，字字校对无讹。有一未到，何可刻哉？倘有忽略，遗害千古。后有刻者，万物[①]轻椠至。用热药，人畏其性烈，弗敢轻投，施至切当，其效甚速。每见时医用温探之，恐招怨，不知凉泻更甚于热药，杀人指掌，反为儿戏，投之不疑，何也？因凉药柔弱，阴害勿觉不招怨，尤故也。独不思张仲景医中人杰，用大承气则以小承气探之，而用理中汤则未见用温中探之也。何今人畏热而不畏寒，若是邪，即以人之生死论之，热则活，寒则死矣，何不畏寒而反畏热也哉！

63. 热性不如温性，寒性不如凉性。温与凉，春与秋也；热与寒，夏与冬也。夏热虽长养万物，不若春暖温和有生发气象；冬寒虽闭藏万物，不若秋凉清肃有收敛光景。所以古人重春秋，而兼冬夏于其中。热太过，则猛烈燔灼，触之无糜烂；寒太过，则懔栗惨毒，触之无不殭强。若得温凉之气，更回生矣。果中寒非热不解，果中热非寒莫救。若用温凉，其性稍逊，反无益也。

64. 日月为阴阳之精，天地发用之神也。天地立其体，日月

① 物：疑为勿。

运用也。人参造化者，以天地日月为准的，即仰观俯察之功用也。唯望人至诚无妄，故能之。

65. 生人之道，在乎自然；养生之道，万无勉强。内外画一则无二焉，若以药物为补益，惑之甚也。

66. 利欲之心胜，则天理之心晦矣；谋生之念切，则勤俭之专矣。可进可退，或存或亡，致身两歧，弗分善恶，醉生梦死之人也。

67. 人生于世，每日饮食，以时无心自在。吃之不拘多少，唯饱为度，亦不计及所食物。听其自然，运化速而气血生长。偶有意念，则窒塞阻碍，气机则不通畅。所食之物亦虽转化，致生疾病，可不谨乎？

68.《太素》则气血作用，以象明理，以理致用，医道本此为准则，故书称《灵》《素》。

69.《太素脉法》兼体用参究。脉之动息，以见屈伸；脉之衰旺，以见兴废；脉之邪正，以见善恶；脉之长短，以见始终；脉之左右，以见男女；脉之上下，以见好恶；脉之清浊，以见贵贱；脉之内外，以见出入；脉之邪位，以见分别。随时迁变，随境转移，此其大略也。

70. 胃为资生大本，肾为立命太始，脏腑听命于心，心定则气血自和。五行配五方，土为主万物，土中生死仍归土，不著于土，则气化矣。十二时配气血之流行，顺四时之升降，生克以定位为规矩。

人之气血本和，嗜欲搅之而乱，不搅则不乱矣。

71. 心性清灵，则记事真切，久远不忘，非心灵惠照，何能若是。

72. 人之痰，生即有，至死亦有。五脏六腑无盛痰之所，势猛如潮，势如汐，浊则浓，清则淡，有声如沸有力，如水上下升降，无时而定，十二经无著可拘，又与正气不两立，拟之以阴云滋雾，海哨潮涌，最为切当。

73. 病本有因而发，治当求之本，而就因以推本，病无不愈。若舍本图末，治之无功也矣。

74. 天地之气，万物之祖也。人身之气，即天地之气。

75. 阳主动，生动之气，非温和不能。阴主静，安宁之体，非清不可。血藏内，荣随气周流运布灌，洒陈脏腑。骨肉之躯，赖温和润潭以滋养焉。不拘内象外躯，破损微末则气泄，血随之而出。误伤轻少而非要害，虽伤不死。若要害与重，必死可待。实因气从破出泻出，血流气绝而害其命也。人能保护躯体，珍重气血，岂非养生之至要者。

76. 本草先注明气质厚薄，性味轻重，有兼味兼气，先入何经，部分兼入何经，部分所犯何经，部分兼犯何经，部分专治何病、兼治何病，配合治病，法制治病，逆治顺治，正治反治，隔治互治，有治一病之善，必有一犯之恶，其性猛恶、和平、缓急、多寡、轻重之别，好处不好，不好中有好，病重药轻，病轻药重，一味单枪直入，治之兼味，并力治之，补泻同法。

77. 肝热独清肝火，肝热自退。若兼水不足，则愈清愈热，何也？肝凉则少阳火衰，生气被遏，龙雷上升，心气失养，脾土必虚，肺金受克，气愈虚，阴寒日盛，危候日增，渐无救矣。

78. 芩、连、知、柏之祸，古人辨之详矣。但实证生于虚人，最为难治。扶虚则助热，泻火则丧元，温凉并用，则温不温，凉不凉，互扯温凉，混合一处，反伤中气，脾胃渐伤，肌肉清瘦，终非其治，两歧之害，往往有之。

古人治法，或先治其重，后治其轻；或先治其本，后治其末；或先治其表，后治其里；或先治其上，后治其下；或先治其气，后治其血；或先治其血，后治其气。从表从本，不从表本，不待言矣。治之次序无失，用药的当为上治，否则终其岂得为医者哉！

治火不分荣卫者，火伤血最速，故救阴为要。阴者，精与血也。治虚火必分三焦，归位为要，救肺最急。

79. 治实火必分脏腑，清胃为急，纳肾以泻肝，万物伤脾，救肺为正。

辛香必燥窜而散气，通利经络，血少者忌用。

辛热温补兼通经络，火燥者忌用。

温热、大热补元阳，而温和经髓，上热火体难投。

独大寒极冷之药，多服久服，转化大热，一时难释，非热药寒服，仍入热药于内，以解假热真寒不能也。

胃火有湿热、积热、寒化热；食伤痰裹作死血，蓄久发热；常服热药，蕴热；善酒啖，伤胃发热，宜分别治之。苟有一误，反助病邪为热。

胃热宜节饮食，清虚净养。和悦不劳，调理中气，健运脾气。用寒远寒，用热远热，正治胃火之妙用也。

米之资养人者，和淡甘香，气味得宜，润而不燥，温而热，柔而有刚，色白补气，味滋补血，故为资生活命之实也。五果、五牲、五蔬以助气味，补助合宜，饮食有节，方为养者矣。

药补不如食补，斯言最善。若吃饮食，虽病无妨，吃不得无亦危。能食而服药，反伤胃气，病未必痊，而饮食渐减。奈何宁弗药，以食补最为允当。

五行之性，相生相克，颠倒互用，逆运错纵；有性无体，有体无性，实中有虚，虚中有实；性情偏胜，体质刚柔，唯和平中正，则五行之道得矣。

80. 周身血脉神气，无不贯通，内外一理。故用针通其外，以和气血；用药通其里，以和气血，此治病之大纲也。

81. 五行之体，土为主，非土四者皆不立。五行之性，水为主，非水四者皆不[1]生。两间之用，唯此二者为本，故体用最大。

82. 五行之质，唯水必附于物而现体。唯火有性无质，所以最猛而易衰。

83. 人身之否泰，与易理相同。地天则泰，天地则否。耳两窍，目两窍，鼻两窍，成坤象。鼻之下，人之中，口一窍，前阴一窍，后阴一窍，成乾象。头至唇不动，地道也；口至足皆动，天道也；头之上天，足之下地，接人身而上下合天地，故能中立。逆之则泰，顺之则否，理所当然，人自不察耳。人若中气虚，则实而不能交通传递变化；中气实，则虚自然活动健运，升清降浊交通传递变化得以资生，故补中、理中、温中、和中之法，皆交通气血，转运饮食。若窒塞凝滞，补泻失当，治非其治矣。伤于情志，和肝气，开心窍，醒脾气，解郁为主，然必缓治。用轻药，渐可向愈，重药反伤胃阳，元气不复，血气耗散矣。

84. 疑病最难治，古人方法治之皆灵，必要就其病情变化，新法心思灵妙，从《素问》治法，方能应手。

85. 滑则生，涩则死；滑则生，实则死。病解脉滑，气血流

① 不：疑脱，据文义补。

通，病将解矣，故曰生。涩与实，病正固结不能解也，故曰死。

86. 医案《韩氏医通》，一时不可得，《赤水玄珠医案[①]》尚好。

87.《扁鹊经》最少，小儿科必要之书也。

88. 仲景《伤寒》全书，原文旧版者极少，蓝印本最妙。

89.《灵》《素》宋本最好，古人注解极少，钞本错误极多。

90. 学医必读《灵》《素》为本，参看古今方法议论为要，然必临证以知病情，按时以明气候。谅人体质、老少男女、强弱之不同，察病深浅、新久、表里之有异。医者务从医书方法，以明理而致治，然必以望闻问切四者，以识其病情，确的当而获效。若洽古今医书方法，不以天时人事、望闻问切，则不能察识病情真伪，虚实表里阴阳，何从而知，的确焉得不误，学者知之。

91. 手太阳为小肠，足太阳为膀胱，手阳明为大肠，足阳明为胃，手少阳为三焦，足少阳为胆，手太阴为肺，足太阴为脾，手少阴为心，足少阴为肾，手厥阴为膻中，足厥阴为肝，以脏腑十二应于六气，则两脏腑有通名。且太阳为开，阳明为阖，少阳为枢；太阴为开，厥阴为阖，少阴为枢。历微病状，未有差，咸者不得泥于形迹也。

92.《素问》所谓三部九候，仲景所谓人迎、寸口、趺阳，有时亦兼少阴少阳是也。以尺内两旁候季胁，尺外以候肾，尺里以候腹。左外候肝，内以候膈；右外以候胃，内以候脾（左右关也）。右外以候肺，内以候胸中；左外以候心，内以候膻中（左右寸）。仲景书中有以寸、关、尺分诊，亦略而取之。又云：诸大法，脉来细而附骨者，乃积。寸口，积在胸中；微寸口，积在喉中。关

① 案：原为医，据著作名改。

上，积在脐中；上关上，积在心下；微下关，积在腹。尺中，积在气冲。脉出左，积在左[1]；脉出右，积在右[2]；脉两出，积在中央，则亦专取寸口三部也。

93. 浮脉在皮表，如水漂木，举之有余，按之不足。脉为阳，其病在表。右寸浮，风邪喘嗽；左寸浮，头痛目眩；左尺浮，膀胱风热；右尺浮，大便难出。浮在左关，腹胀不宁；浮在右关，中满不食。

94. 沉脉行筋骨，如水投石，按之有余，举之不足。脉为阴，其病在里。左寸沉者，心寒作痛；沉在左关，气不得伸；左尺得沉，精寒血结。右寸沉者，痰停水蓄；右关沉，胃寒中满；右尺沉，腰痛病水。

95. 迟脉属阴，象为不及，往来迟慢，三至一息。迟脉主脏，其病为寒。左寸迟者，心痛停凝；迟在左关，癥结挛筋；左尺得迟，肾虚便浊，女子不月。右寸迟者，肺寒痰积；迟在右关，胃伤冷物；右尺得迟，脏寒泄泻，小腹冷痛。

96. 数脉属阳，象为太过，一息六至，往来越度。数脉主腑，其病为热。左寸数者，头痛上热，舌疮烦渴；数在左关，目泪耳鸣，左颧发赤；左尺得数，消渴不止，小便黄赤。右寸数者，咳嗽吐血，喉腥嗌痛；数在右关，脾热口臭，胃反呕逆；右尺得数，大便秘涩，遗浊淋癃。

97. 滑脉替替，往来流利，盘珠之形，荷露之义。左寸滑者，心经痰热；滑在左关，头目为患；左尺得滑，茎痛尿赤。右寸滑者，痰饮呕逆；滑在右关，宿食不化；右尺得滑，溺血经郁。浮

---

① 左：原为右，据《金匮要略》原文改。

② 右：原为左，据《金匮要略》原文改。

滑风痰，沉滑痰食。滑数痰火，滑短气塞。滑而浮大，尿则阴痛。滑而浮散，中风瘫缓。滑而冲和，娠孕可决。

98. 涩脉蹇滞，如刀刮竹，迟细而短，三象俱足。涩为血少，亦主精伤。左寸涩者，心痛怔忡；涩在左关，血虚肋胀；左尺得涩，精伤胎漏。右寸涩者，痞气自汗；涩在右关，不食自呕；右尺得涩，大便艰秘。腹寒胫冷，涩而兼大，为有实热；涩而虚软，为虚炎灼。

99. 虚脉。虚合四形，浮大迟软，及乎寻按，几不可见。虚主血虚，又主伤暑。左寸虚者，心亏惊悸；虚在左关，血不营筋；左尺得虚，腰膝痿痹。右寸虚者，自汗喘促；虚在右关，脾寒食滞；右尺得虚，寒证蜂起。

100. 实脉。实脉有力，长大而坚，应指愊愊，三候皆然。血实脉实，火热壅结。左寸实者，舌强气壅，口疮咽痛；实在左关，肝大胁痛；左尺得实，便秘腹痛。右寸实者，呕逆咽痛，喘嗽气壅；实在右关，伏热蒸内，中满气滞；右尺得实，脐痛便难，相火亢逆。

101. 长脉。长短迢迢，首尾俱端，直上直下，如寻长竿。长主有余，气逆火[①]盛。左寸长者，君火为病；长在左关，木实之殃；左尺见长，奔豚冲竞。右寸长者，满逆为定；长在右关，土郁胀闷；右尺见长，相火专令。

102. 短脉涩小，首尾俱俯，中间突起，不能满。短主及为虚证。左寸短者，心神不定；短在左关，肝气有伤；左尺得短，小腹必痛。右寸短者，肺虚头痛；短在右关，膈间为殃；右尺得短，真火不降。

---

① 火：原文为“大”，疑误，据文义改。

103. 洪脉。洪脉极大，状如洪水，来盛去衰，滔滔满指。洪为盛满，气壅火亢[1]。左寸洪者，心烦舌破；洪在左关，肝脉太过；左尺得洪，水枯便难。右寸洪者，胸满气逆；洪在右关，脾土胀热；右尺得洪，龙火燔灼。

104. 微脉。微脉极细，而又极软，似有若无，欲绝非绝。微脉模糊，气血大衰。左寸微者，心虚忧惕；微在左关，寒挛气乏；左尺得微，髓竭精枯。右寸微者，中寒少气；微在右关，胃寒气胀；右尺得微，阳衰寒极。

105. 紧脉有力，左右弹人，如绞转索，如切紧绳。紧主寒邪，亦主诸痛。左寸紧者，目痛项强；紧在左关，胁肋痛胀；左尺紧者，腰脐作痛。右寸紧者，鼻塞膈壅；紧在右关，吐逆伤食；右尺得紧，奔豚疝疾。

106. 缓脉四至，来往和匀，微风轻，初春杨柳。浮缓伤风，沉缓寒湿，缓大风虚，缓细湿痹，缓涩脾薄，缓弱气虚。左寸涩缓，少阴血虚；左关浮缓，肝风内鼓；左尺缓涩，精宫不及。右寸浮缓，风邪所居；右关沉缓，土弱湿侵；右尺缓细，真阳衰极。

107. 芤乃草名，绝类慈葱，浮沉俱有，中候独空。芤状中空，故主失血。左寸芤者，心主丧血；芤在左关，肝血不藏；左尺得芤，便红为咎。右寸芤者，相傅阴亡；芤在右关，脾血不摄；右尺得芤，精漏欲竭。

108. 弦如琴弦，轻虚而滑，端直以长，指下挺然。弦为肝风，主痛主疟，主痰主饮。左寸弦者，头痛心劳；弦在左关，痰疟癥瘕；左尺得弦，饮在下焦。右寸弦者，胸及头疼；弦在右

① 亢：原文为“允”，疑误，据文义改。

关，胃寒膈痛；右尺得弦，足挛疝痛。浮弦支饮，沉弦悬饮，弦数多热，弦迟多寒。阳弦头痛，阴弦腹痛。单弦饮癖，双弦寒痼。

109. 革脉。革大弦急，浮取即得，按之乃空，浑如鼓革。革主表寒，亦属中虚。左寸革者，心血虚痛；革在左关，疝瘕为祟；左尺得革，精空可必。右寸革者，金衰气壅；革在右关，土虚而疼；右尺得革，殒命为忧，女子得之，半产漏下。

110. 牢脉。牢在沉分，大而弦实，浮中二候，了不可得。牢主坚积，病在乎内。左寸牢者，伏梁为病；牢在左关，肝家血积；左尺得牢，奔豚为患。右寸牢者，息贲可定；牢在右关，阴寒痞癖；右尺得牢，疝瘕痛甚。

111. 濡脉。濡脉细软，见于浮分，举之乃见，按之即空（濡即软）。濡主阴虚，髓竭精伤。左寸濡者，健忘惊悸；濡在左关，血不荣筋；左尺得濡，精血枯损。右寸濡者，腠虚自汗；濡在右关，脾虚湿侵；右尺得濡，火败命乖。

112. 弱脉。弱脉细小，见于沉分，举之则无，按之乃得。弱为阳陷，真气衰弱。左寸弱者，惊悸健忘；弱在左关，木枯挛急；左尺得弱，涸[①]流可征。右寸弱者，自汗短气；弱在右关，水谷之疴；右尺可得弱，阳陷可验。

113. 散脉。散脉浮乱，有表无里，中候渐空，按则绝矣。散为本伤，见则危殆。左寸散者，怔忡不卧；散在左关，当有溢饮；左尺得散，阳消命绝。[②]

---

① 涸：原文为“酒”，疑误，据文义改。

② 阳消命绝后应有右寸关尺主病的介绍，疑脱。

114. 细脉。细直而软，累累萦萦，状如丝线，较显[①]于微。细主气衰，诸虚劳损[②]。左寸细者，怔忡不寐；细在左关，肝血枯竭；左尺得细，泄痢遗精。右寸细者，呕吐气怯；细在右关，胃虚胀满；右尺得细，下元冷惫。

115. 伏脉。伏为隐伏，更下于沉，推筋着骨，始得其形。伏脉为阴，受病入深。左寸伏者，血郁之愆；伏在左关，肝血在腹；左尺得伏，疝瘕可验。右寸伏者，气郁之殃；伏在右关，寒凝水谷；右尺得伏，少火消亡。

116. 动脉。动无头尾，其形如豆，厥厥动摇，必兼滑数。动脉主痛，亦主于惊。左寸动者，惊悸可断；动在左关，惊及拘挛；左尺得动，亡精失血；右寸动者，自汗无疑；动在右关，心脾疼痛；右尺得动，龙火奋迅。

117. 促脉。促为急促，数时一止，如趋而蹶，进则必死。促因火亢，亦因物停。左寸促者，心火炎炎；促在左关，血滞为殃；左尺得促，遗滑堪忧。右寸促者，肺鸣咯咯；促在右关，脾宫食滞；右尺得促，灼热为定。

118. 结脉。结为凝结，缓时一止，徐行而怠，颇得其旨。结属阴寒，亦由凝积。左寸结者，心寒疼痛；结在左关，疝瘕必现；左尺得结，痿躄之疴。右寸结者，肺虚气寒；结在右关，痰滞食停；右尺得结，阴寒为楚。

119. 代脉。代为禅代，止有常数，不能自还，良久复动。代主脏衰，危恶之候，脾土败坏，吐利为咎，中寒不食，腹疼难救。

---

① 显：原文疑脱，据上下文加。

② 损：原文疑脱，据上下文加。

120. 疾脉。疾为急疾，数之至极，七至八至，脉流薄疾。疾为阳极，阴气欲竭。脉号离经，虚魂将绝，渐进渐疾，旦夕殒灭，毋论寸尺，短期已决。

十二经补泻温凉药

121. 肺经

补：黄芪 五味 人参 麦冬 百部 茯苓 紫菀 怀山药

泻：防风 葶苈 桑皮 枳壳 泽泻 苏子

温：款花 白蔻 干生二姜 木香

凉：元参 沙参 山栀 人溺 贝母 天冬 枯芩 瓜蒌 马兜铃 桔梗

122. 大肠经

补：莲子 罂粟壳 肉蔻 五倍 诃梨 龙骨 牡蛎 槐花 条芩

泻：石斛 葱白 枳壳 桃仁 麻仁 芒硝 槟榔

温：桂 吴萸 干姜 五味

123. 胃经

补：芡实 莲子 白术 苍术 半夏 陈百合 黄芪 扁豆 山药

泻：枳实 芒硝 大黄 茱萸 厚朴 良姜 生姜 草蔻 白蔻 肉蔻 胡椒 益智 丁香 木香 藿香 香附

凉：滑石 明粉 石膏 石斛 黄连 竹茹 山栀 葛根 升麻 花粉 连翘 黄芩 知母

124. 脾经

补：扁豆 国老即甘草 白术 苍术 莲子 芡实 人参 党参 黄芪 茯苓 山药 陈皮

泻：枳实 石膏 青皮

温：藿香 丁香 附子 官桂 良姜 胡椒 吴茱萸

凉：滑石 明粉

125. 心经

补：远志 枣仁 当归 竺黄 山药 麦冬

温：广木 石菖

泻：贝母 黄连 延胡索 木香

凉：连翘 竹叶 牛黄 朱砂 犀角

126. 小肠经

补：牡蛎 金钱 石斛

泻：荔枝 紫苏 葱白 木通

温：小茴香 乌药 大茴香

凉：黄芩 天花粉

127. 膀胱经

补：龙骨 菖蒲 续断 智仁 橘核

温：茴香 乌药

泻：芒硝 泽泻 滑石 车前

凉：生地 草梢 黄柏

128. 肾经

补：螵蛸 牡蛎 山药 龙骨 龟板 枸杞 地黄 五味 牛膝 锁阳 杜仲 吴萸

温：故纸 附子 肉桂 鹿茸 沉香 牡丹 知母 黄柏 地骨皮

泻：泽泻 知母

129. 心包络、三焦二经

补：怀地（膻中）　　三焦：益智 甘草 黄芪

温: 喜桂心（膻中） 三焦: 附子

凉: 栀子（膻中） 三焦: 石膏 地骨皮

泻: 枳壳 乌药（膻中） 三焦: 泽泻

130. 胆经

补: 龙胆 木通

泻: 青皮 柴胡

温: 半夏 生姜 陈皮 川芎

凉: 竹茹 黄连

131. 肝经

补: 木瓜 薏苡 阿胶

泻: 芍药 柴胡 青黛 青皮

温: 木香 肉桂 吴萸

凉: 甘菊 胆草 胡连 车前

132. 药之治病，各有所主。主治者、启辅治者、臣助之者，佐引经及引治病之药至于病所者。佐如治寒病，用热药为君。凡温热之药，皆辅君者臣。然或热药过甚而有害，如少用寒凉之药，以监制使热药不至为害，此则所谓佐。至于五脏六腑及病之所在，各须有引导之药，使药与病相遇，此之谓使。即所谓一君、二臣、三佐、四使。

133. 煎药法极重要，煎药得法，药力奏效，病势易瘥，不得法反相反。大抵外感之药多香透，不宜多煎，多煎则香气过性，往往失其功效。内伤病之药类多补，正煎时宜久，少煎则药力不出，功效不见。煎外感病之药宜用急火煎，内伤病之药宜用缓。旋覆花、枇杷叶等俱宜包煎，否则每令致呛毛入肺内。丸药、散、末亦宜包煎，则汤清而泽腻，易于上口。砂仁、豆蔻必须后入，多煎则失功效。糯根须去泥。

134. 服药法极重要。病在上者，宜饭后服；病在下者，宜饭前服。真寒假热之病，宜热药冷服；假寒真热，宜凉药热服。吐血病药宜凉服。补益宜服膏滋药，久病宜服丸、散。

存存斋医话续集

会稽赵彦晖晴初

1. 费伯雄曰：陈修园谓五脏各有守经之血，六腑无血，试看猪羊肠胃中岂有一丝一点之血，世谓巨口吐血，为胃血者，妄也。此论颇有识解，惜但见得一层，尚遗漏一层。夫五脏主藏，各有守脏之血；六腑主传，故无守腑之血。方其无病之时，胃纳水谷，大小肠传糟粕，肠胃中本无血也。血但流灌于腑外，以荣养之，《经》所谓"洒陈六腑"是矣。迨至火势冲激，或湿热熏蒸，逼血入腑，腑不能容，随受亦随出。故血淋、尿血，血由小肠而出；泻血、痔血，血由大肠而出也。大小肠既有血证，岂独胃无血证乎？胃经之血随火上升，直从食管而出，往往盈碗盈盆。至内伤之血，则肺血经气管而出，自是两途。故胃血易治，肺血难治。数十年从未有将有血、无血之故彻底发明，余故详及之，读此不胜佩服。有此至理名言，治病自当迥异。凡流驰声南北，但所著《医醇賸义》及《医方论》间有胶执过当处，明眼自知之。[①]

2. 吴鞠通先生《温病条辨》中，正气散加减有五方。主方用藿、朴、陈、苓，一加神曲、麦芽，升降脾胃之气；茵陈宣湿郁，大腹泄湿满，杏仁利肺与大肠。二加防己、豆卷，走经络湿郁；通草、苡仁利小便兼以实大便。三加杏仁利肺气，滑石清湿中之

① 此条同存存斋医话四集16条大体相同。

热。四加草果开发脾阳，楂肉、神曲运中消滞，加苍术燥脾湿，大腹运气，谷芽升胃气。细参五方无甚精义，然治湿温证亦不能外是也。[①]

3. 陆养愚治董龙山妇，每小腹气上冲，则热壅头面，卧不能寐，身战栗，目赤发热无常，至四鼓、五鼓，其热更甚，热时有块上升，经期趱前而淋沥数日，饮食过于平时，而肌肉消瘦，或作阴虚发热治，数月不效，脉数而弦，左关尺为甚。曰：此肝胆病也。胆主决断，谋虑不决，则木气郁而成火。故于少阳初动之时，其热更甚，因胆气既郁而成火，则肝火亦聚而成癥。癥非血不聚，非火不升，今块上壅，所谓诸逆冲上，皆属于火也。第初病只在无形之气，但调其气而火熄，今兼在有形之血，必先去瘀，令有形消而无形可调也。适在经行之际，乃以女金丹连服，去瘀块甚多，后以达气养荣汤去旧生新，数剂诸症渐愈，再用槟榔加人参，数剂而肌肉渐长矣。此等证妇人最多，论治极透彻，为录出。[②]

4. 天士叶氏治疟不用柴胡，灵胎徐氏深诋之。谓：小柴胡汤为治疟主方，如天经地义，不可移易。余谓其说虽是犹未然也。夫风寒自表而受，发为疟疾，小柴胡参、甘、姜、枣辅正托邪，半夏、柴、芩[③]解其寒热。若遇温热暑湿之疟证，见胸痞恶食，则参、甘、姜、枣温补壅塞，未免助邪增疾矣。[④]

5. 澹寮治病，往往药用一冷一热，半生半熟，取分利阴阳之

---

① 此条与存存斋医话三集3条同。

② 此条与存存斋医话三集10条同。

③ 芩：原文为苓，疑误，据文义改。

④ 此条与存存斋医话三集1条大体相同。

义。余每仿其法，如滚水、河水合用，名阴阳水，治霍乱症。余以阴阳水治疟疾，药更得效。盖生升熟降，同一药而生熟有异性者矣。

酸枣仁生用治多眠，熟用治不眠，性有大相径庭者。《内经》谓：卫气不得入于阴，常留于阳。阳气满，阳跻盛，阴气虚，故目不能瞑；卫气留于阴，不得行于阳，阴气盛，阴跻满，阳气虚，故目闭；此不眠、多眠之故也。酸枣仁味酸辛甘，生用其味酸而归于辛，炒熟用其味仍酸而辛逊，归于甘也。多眠是阴胜于阳，宜疏阴为先，所以生用；不眠是阳胜于阴，所以用熟，仍不失生升熟降之意。酸枣仁生用，归辛，辛属散，散为开；熟用归甘，甘属缓，缓为闭，眠与不眠亦即一开一阖。[①]

6. 小青龙治风寒夹饮之实喘，肾气汤治下部水泛之虚喘，皆为仲景圣法。用之得当，如鼓应桴，用之失宜，亦同操刃。此证根蒂虚于下，痰热阻于上；下虽虚而肺不清肃，温补反助其壅塞。上虽实而非寒饮温散，徒耗其气液，耗之则虚气益奔壅之，则热痰愈锢，计唯有开气行痰，以治上实，而佐以摄纳下焦虚阳之品。[②]

7. 六淫之邪，初无形质，以气伤气，首先犯肺，必用轻药，乃可开通，汗出而解。《经》所谓："轻可去实也。"何必泥定风药发汗，且风药多燥，不特不能发汗，反耗津液，绝其化汗之源，尚冀其化汗耶！[③]

---

① 此条与存存斋医话一集 17 条、存存斋医话三集 11 条、存存斋医话四集 15 条大体相同。

② 此条与存存斋医话三集 15 条同。

③ 此条与存存斋医话三集 17 条同。

8. 阳虚脾胃不健，食少化迟，化源既薄，冲任自衰，或气不摄血，为先期，为崩漏；或气不化血，为血少，为后期，无痛无胀。阳虚化湿必多黄水、白带，法宜归脾一类，以补气血生化之源。阴虚则肝阳不濡，肝阳内炽，或血热妄行，为先期，为崩漏；或血虚留滞，为后期，为胀痛。法宜滋燥养荣。

气不摄血、气不化血，只此辨清二路，治妇科诸血症，自有头绪。①

9. 叶香岩曰：病有现症，有变症，有转症。其初终转变，胸有成竹而后施之以方，否则以药治药，直以人试药也。王海藏曰：治病初、中、末三法大旨，初治宜峻猛，中治宜宽猛相济，末治宜宽缓。王三阳《泰定养生主论》曰：大抵暴病不可荏苒，沉疴不可速疗，欲速则更医必骤，医众其论必繁。荏苒则邪气入深，用药未必即瘥。又王三阳《伤寒纲目》曰：治伤寒如对劲敌，治杂病如理乱丝，此言甚是。然治伤寒有证候变坏，药难径行者；杂病有率尔危剧，治宜放胆者。三阳之言互意而看可也。②

10. 王太仆曰：治上补上，方迅急则止不住而迫下；治下补下，方缓慢则滋道路而力又微。制急方而气味薄，则力与缓等；制缓方而气味厚，则势与急同。如是为缓不能缓，急不能急，厚而不厚，薄而不薄，则大小非制，轻重无度，虚实寒热，脏腑纷扰，无由制治。③

11. 张景岳言："攻法贵乎察得其真，不可过也。用补法贵乎轻重有度，难从简也。"攻法譬诸耘禾，禾中生稗，禾之贼也。

① 此条与存存斋医话三集18条大体相同。

② 此条与存存斋医话三集21条和20条同。

③ 此条与存存斋医话三集23条同。

去其贼禾者，耘之善也。若不识稗，并禾而去之矣。补法譬诸给饷，兵多饷多，三军之众，岂担石所能活哉？一饷不继，将并前饷而弃之矣。①

12. 元和陆懋修九芝《世补斋书·内逸病解》曰：刘河间《伤寒直格》列有八邪，其目曰外有风寒暑湿，内有饥饱劳逸。② 逸乃安逸，所生病与劳相反。《经》云：劳者温之，逸者行之。行谓使气运行也。《内经》本有逸病，且有治法，乃后人引河间语，每作风寒暑湿、饥饱劳役。夫以内外八邪，标题当有八病，若作劳役，只有七病矣。张子和亦云饥饱劳逸，则不特河间言之矣。盖病生于逸，须用行湿健脾、导滞理气之法，所谓流水不腐、户枢不蠹也。华元化曰：人体欲得劳动，但不当使其极耳。动则谷气易消，血脉流利，病不能生，否则五禽之戏，熊经鸱顾，何以可求却老也。因此又悟李东垣升阳散火之方，不用阳药、不用阴药之妙，以其人阳为阴遏之病，非阴虚，亦非阳虚也，此即河间所云逸病也，亦即《内经》所谓逸者当行也。

曾文正公致曾袭候家书曰：每日饭后，走数千步，是养生家第一秘诀。尔每餐食毕，可至唐家铺一行，或至澄叔家一行，归来大约三千余步。三个月后，必有大效。正和此条，逸者当行之旨。③

13. 钱塘吴尚先著《理瀹骈文》一书，用膏药治万病，创举也。以医学失传内服之药，深恐误人，乃改为外治法。初亦疑外

---

① 此条与存存斋医话三集24条同。

② 外有风寒暑湿，内有饥饱劳逸：原文为“内有风寒暑湿，外有饥饱劳逸”，疑误，据文义改。

③ 此条与存存斋医话三集25条、存存斋医话四集4条大体相同。

治未必得效，逮亲验多人，足以自信。爰辑是书，书中引用广博，自出议论，亦平正通达，殆究心于此道久且深。余甚折服，惜不得观面。与谭斯旨，其书具在所望，从事于医者采用可也。

14. 举世治中满痞胀，不问虚实，咸禁甘草。不知古人所谓中满勿食甘者，指实满而言也。若自觉满而外无腹胀之形者，当以甘治之。

太阴所至，发为䐜胀者，脾主散津，脾病不能散津，土曰敦阜，斯䐜胀矣。厥阴所至，发为䐜胀者，肝主疏泄，肝病不能疏泄，木穿土位，亦䐜胀矣。[1]

15. 祝由二字出于《素问》。祝，告也；由，病之所出也。近时以巫为祝由科，并列于十三科之中。《内经》谓：信巫不信医，不治，岂可列之医科中哉？夫治内伤必先祝由，详告以病之由来，使病人知之，不敢再犯。又必细察其情，婉言以开导之，危言以悚惧之，使之心悦诚服，而后药可奏效。如单腹胀、木乘土、干血痨、噎食、反胃、癫狂，无情之草木不能治有情之病。以难治之人、难治之病，须凭三寸不烂舌以治之，救人苦心，敢以告诸者，此吴鞠通《医医病书》中语也。此书存余友胡寀墀家，寀墀之祖水云先生泫序之。序中自述阳虚服滋阴药，体愈肥，气愈弱，病愈多。都中获交鞠通，请学医并就诊，禁肉食，乃峻治之，三载。体日癯[2]而停饮，畏劳嗜卧，心悸脾泄等证均渐愈矣。因受时医补阴之误，请鞠通著《医医病书》，时道光辛卯岁也。惜书语多浅率，乃最初稿本，未经修饰，缮本复多脱文伪字。

节饮食，慎起居，戒烦恼，此为养病第一法。医家能临诊

① 此条与存存斋医话三集45条大体相同。

② 癯（qú）：瘦。

时，反复规劝，实为无形功德。鞠通先生名其书曰《医医病》，则病之不列于医者，可慨焉已。①

16. 余诊脉先以三指齐按，继以食、中指移按寸、关、尺。有人问余是遵何人诊法，余无以对。迨阅《盘珠集》中诊法大成云（姚江严西亭洁、施澹宁雯、洪缉庵炜同著）：诊脉下指之法，有后先，又须更换。先以中指于关，关脉详明；次于食指于寸口，寸脉既悉；后用无名指按其尺部，皆自皮毛渐至骨肉，但指力不同，脉象亦异。再以中指按于寸，食指易按于关，并食指、中指迭按其尺。庶几，脉之大小弦弱，确有定形，三部各举按已尽，再以食指、中指并按寸关，随即以两指移按关尺，又将三指并按三部，则病根烛照无遗矣。倘用一指各按一部，脉体似属虚微，三指并下，偏觉滑而有力，一指各按一部，脉来似觉洪，三指并下，反觉虚散无神。是非专用一指，脉固混淆不清，不兼用三指，脉终推求未悉也。阅此知古人先得我心。②

17. 人有虫病，每月上旬侵晨，食使君子仁数枚，次日虫皆死而出，载李濒湖《本草纲目》。吾乡小儿有虫积者，常遵其法，乃有服后作呃逆者。余亲见数人，咸以刀豆子煅，存性，研末，开水调服而呃除，亦有不服药而自除者。诸本草谓：气味甘温，能益脾胃而敛虚热，为小儿泻痢病之要药。和平之品，何以服后致呃逆，诚不可解。李濒湖曰：服此药忌饮热茶，犯之即泻。或者服后另有所犯致作呃，亦未可知。③

18. 一味大黄为末，醋熬成膏，罗谦甫名为血极膏，以治经

① 此条与存存斋医话三集27条大体相同。

② 此条与存存斋医话三集28条大体相同。

③ 此条与存存斋医话三集29条同。

闭，有污血凝滞胞门。余随证寒热，加入他药为丸，治血隔经闭，屡效。丸药缓缓荡涤，毋虑大黄峻重也。近阅王子亨《全生指迷方》地黄煎，以生地八两，熬耗一半，纳大黄末一两，同熬为丸，如桐子大，熟水下五丸，未效，加至十丸。治妇人气竭、伤肝、月事不来，病名血枯。盖瘀血不去，则新血枯也，即《内经》乌鲗丸、仲景大黄䗪虫丸之义。[①]

19. 白术世俗多炒焦，用末，识何意？白术质润气香，一经炒焦，香损质枯，大失其性。《神农本经》于白术提出："作煎饵"三字者，以作丸、作散用，火焙过，不若煎汤，食饵得味之全也。张隐庵《本草崇原》曰：太阴主湿土而属脾，为阴中之至阴，喜燥恶湿，喜温恶寒。然土有湿气，始能灌溉四旁，如地得雨雾，始能发生万物，若过于炎燥则止而不行，如便难、脾约之证。白术作煎饵，则燥而能润，温而能和。[②]

20. 伤风咳嗽往往视为小恙，然过表、过清、过温、过燥，咸足酿成重病。若邪未尽，早啖油腻及早投补剂并下，虚人误服，升提或骤变病证，或渐延痼疾。更有一种，似伤风而实非伤风，乃本实。先拨肾水上泛成痰，浮阳上冲为咳，证似微患，伤风不数日而告危，最宜留意，高年居多，壮年、幼孩亦间有之。王孟英《医案三编》曾载此说，忆《不居集》中亦言及之，惜无此书，未克考覆。

21. 一脉不主一病，一病不主一脉。执病以求脉，脉无定也；执脉以断病，病亦无定也。是以脉主四诊之末，而望、闻、问贵焉。其中一"问"字，尤为辨证之要，历试外感证，坐、问参以

① 此条与存存斋医话三集32条同。

② 此条与存存斋医话三集35条大体相同。

切脉，断病可得其七八；若内伤证，则头绪繁多，必待详问乃得病情。《内经》谓：望[1]而知之谓之神，闻而知之谓之圣，问而知之谓之工，切而知之谓之巧。乃近有名医，闻诊视，不许病人开口述病源，辄能辨病立方，其脉理巧妙，殆别有异传，非所知也。[2]

22. 张畹香尝谓余言：病泻痢，忌食鸭肉。以鸭屎常稀也，食之必增剧，初愈必复作。余屡试不爽，后阅《鸡峰普济方》云：古之论疾多取象，使人易晓。以脏腑稀散为鸭溏，或为鹜溏，谓其生于水中，屎常稀散故也。畹香遂于医其言，盖有所本。[3]

23. 白痦一证，叶氏《温热论》曾论及之，他书罕见，《著手成春》中一条录出，备参。

白痦见于夏秋，暑湿伏邪之证。盖暑必夹湿，为黏腻之邪，病多牵缠，迁延两三候，邪未达而元气受伤。发出白痦，色白点，细形如肌粟，摸之触手而微痒，状如水晶珠，明亮滋润者，吉；抓破微有水者，乃湿从外出也；出无定期，热势壮则外见，缓则隐伏，甚至连发八九次，邪不达则身热不退者，由其人正气亏乏，不能化邪外出。故治白痦与治疹异，疹宜提透；白痦提透无益，当养正生津，清暑渗湿，使正气充旺，则伏邪渐化而热得退。若痦色白如枯骨，大凶，津液气竭，邪欲外出，元气亦随之外散，乃邪正并脱之候也。（《著手成春》一名《伤寒指掌》，归安吴坤安名贞著。）

痦由暑湿着于膜原，更受火郁逼促，从毛窍而出，有颗粒可

① 望：原作坐，据《难经》改。

② 此条与存存斋医话二集7条同。

③ 此条与存存斋医话二集19条、存存斋医话三集36条同。

辨，非若斑之赤色成纹，扪之无形，由阳明而发也。膜原无提透之法，故以养正生津、清暑渗湿为要。①

24. 一贯煎治心胸胁痛、吞酸吐苦、疝瘕、一切肝病。方用北沙参、麦冬、生地、当归、枸杞子、川楝子。口苦燥者，加酒炒黄连。俗医每以刚燥伐肝破气，一时偶效，久服贻害。此方以柔剂和肝，《续名医类案》盛推其功，每用辄应，唯因痰饮者不宜按此。刚燥过剂，或肝阴素亏，故进柔药乃安。第肝病由郁居多，自当疏肝为治，《经》所谓木郁则达之也。高鼓峰疏肝益肾汤（见《医家心法》），于六味地黄汤中加柴胡、白芍两味，治肝郁阴亏，颇效。盖木喜风摇，又喜水溉，犹逍遥散调肝之郁，兼清火滋阴。但逍遥散意兼培土，故用术、甘，疏肝益肾汤意在滋水。然术能壅气，肝气上逆者不宜；甘草能满中，中宫欠运者不宜。地、萸不宜于胃弱，怀、苓不利于便坚。至肝阳上翔，渐有化风之象者，柴胡又属禁药矣。活法总在人也。

肝阴不足，血燥而成热，肝阳内扰，火动而成风。调肝之药，唯畅达与滋润两法。然畅达则疏泄，滋润则凝滞，两者颇难兼顾，所当因偏胜之势，酌盈剂虚而有以权衡之。②

25.《得心集医案》六卷，南城谢映庐③名星焕著。从逸云和尚处借阅，议证处方，仿佛《寓意草》，殆得力于喻西昌者。内有一案，治法颇佳，用苦酒、元明粉两味拌炒诸药，引达病所，颇有巧思，爰录于后。

一人连值房劳，忽患少腹胀痛，二便阻滞，腰膝酸楚，饮

① 此条与存存斋医话三集37条大体相同。

② 此条与存存斋医话三集38条同。

③ 谢映庐：原为谢映庭，误。

食即吐，却无烦热，唇舌如常。医为阴证胀痛，进参、术、桂、附，病如故，亦不见燥，但腹愈满。更医作实热治，黄、枳、朴、滑石、车前之属，胀满愈增。更服巴豆霜，求一利不可得，吐涎水如青果汁。求余治，粒米不入，二便不通，已五日矣。仲圣曰："小便不利，腹胀喘急者，死。"今幸未喘急，尚可治。脉得肝部独强而横细，参脉证，与妇人热入血室其义相同。妇人因外感传经热邪，经水适来，乘虚而入血室，此亦先饮食湿热积聚，适值房劳，精道陡虚，乘虚而入，所伤虽异，其乘虚而入一也。夫少腹者，肝经所属阴器者，肝脉所络。今湿热乘虚阻塞，如横一闩于中，湿热愈阻，肝木愈横。故腹痛难忍，下既不通，无由疏泄拂逆充溢，势必上冲犯胃而吐呕。若不循经引治，何以解肝之结，搜湿势之陷，通其经消其塞乎？

法用牵牛，达肾走精髓，搜热逐湿为君，以吴萸、小茴、川楝、桃仁、橘核，解肝散结为佐，更加苦酒之酸以入肝，元明粉之咸以入肾，二味拌炒诸药，引入肝肾，引上加引，使之直达。初剂小水长，仅得数屁，腹响痛减，二剂前后悉通，诸苦如失。

此任脉与肝经之病，犹疝气以致癃闭相似，故治法亦大同小异。[①]

26. 何首乌，《本草》谓：补精益血，不可尽信。观《开宝》所云治瘰疬，消痈疽，减五痔，去头面热疮，苏腿足软风，其作用非补益可知。然生用、制熟用，性味大有区别。生则味苦涩，性寒，有毒；制熟味甘，微涩，气温，无毒。前人谓：虚人便不通者，用生首乌润下最稳。余往见胃弱人服此，辄作呕，以苦涩腥劣损胃也。若制熟则性善收摄，精滑可固，泄痢可止，久疟可

① 此条与存存斋医话三集39条同。

截。第精滑本于元阳不固，泄痢由于中气虚，疟发不已由于脾元困疲者，自当甘温培养，首乌不中用也。《寿世医窍》曰：近好用青皮，伐人肝气，多致散漫欲绝，以何首乌救之最良。又曰：首乌大补肝气，亦微滋肝阴。气涩而固能敛肝、固肝、伏肝，凡肝家虚泄太过，皆宜之。风火内生，上焰心脾者，同女贞子、阿胶等敛而滋之。阴寒上犯，同吴茱萸敛而温之，温之即伏之也。怒气过盛，火气上腾者，同白芍、铁落敛而泻之，佐寒佐热，无所不宜，唯肝主疏泄，若郁结而肝气不舒，则当遵木郁则达之旨，不可用也。

此数语虽不足尽首乌之用，然其大旨不过如斯，唯大补肝阴一语却有语病。盖肝气过泄，得首乌敛而固之，所谓补非真能补阴之不足也。又《潜斋丛书》曰：何首乌内调气血，外散疮痈，功近当归。第当归香窜，主血分风寒之疾，首乌不香，主血热之疾，为异耳。故同为妇人疡科要药，并治虚疟，滑大肠，无甚滋补。昔人谓：可代熟地，实非然也。此与当归比论，阐发首乌，义甚切明，故并录之。

何首乌温润之品，略带收敛，以柔肝阳，调营血，则可以治脾胃，固属非宜，然亦非肾家专药。①

27. 霍乱转筋俗呼为吊脚痧，干霍乱俗呼为绞肠痧，直中三阴寒证俗呼为冷痧，暑秽昏闭俗呼为闷痧。凡病起仓促危期甚速者，世俗混呼之曰痧，于是遂有治痧之专医，有治痧之专药。噫！痧既混呼，欲其不混治得乎？就所混呼为痧，而分言之，则有寒、热、闭、脱四大端。

治寒证须大辛大热，如生姜重用之类，药极辣，不堪入口，

① 此条与存存斋医话三集40条大体相同。

始能治之。若热证误服生姜汤，辄不救。闭证轻则用刮，重则用刺，及用药以开其闭。若脱证则吐泻交作，汗出肢冷，大剂回阳封之、固之。之不暇顾可开泄，自撤藩篱，速之使去哉。寒热闭脱，霄壤冰炭，苟或倒行逆施，祸成反掌。余久欲著一专论以辨别之，自问学识荒陋，不敢轻易举笔，窃恐辨别不清，转足误人也，姑识其大略如此。①

28. 大辛大温与大苦大寒，合方乃治厥阴之定例。盖脏之与腑皆分而为二，或上下，或左右，不过经络贯通，臆膜连相耳！唯肝与胆合而为一，胆即居肝之内，肝动则胆亦动，胆动而肝亦随。肝宜温，胆宜凉。仲景乌梅泻心汤为万世法程矣。又厥阴为阴阳交际之处，贞下起元，内藏相火，故用寒必复热，用热必复寒。先贤于内伤肝肾，阴中之阳者，用羊肉、鹿茸血肉之品，不用姜、附，及温肾以助凉肝，皆此义。②

29.《金匮》附子粳米汤，温胃通阳于肾之剂。本论曰：腹中寒气，雷鸣切痛，胸胁逆满，呕吐，是邪高痛下矣。岂非肾之虚寒动于下，胃阳为寒凝窒乎？即所云趺阳脉微弦，虚寒从下上也。附之温，半之辛，佐米之甘，使甘、枣缓而行之，上可去寒止呕，下可温经定痛，此治上实下虚之法也。③

30. 血瘀证有凝、壅、聚、结四者之分。凝者，初感之证；壅者，凝久而壅；聚者，所聚之血，或聚于左，或聚于右；结者，血滞一处。结为重，聚次之，壅又次之，凝为轻。治凝以红花、泽兰；治壅以桃仁、延胡；治聚以苏木、茜草；治结以五灵脂、

① 此条与存存斋医话二集 36 条、存存斋医话三集 43 条大体相同。

② 此条与存存斋医话三集 47 条同。

③ 此条与存存斋医话三集 48 条同。

降香。[①]

31. 风热吐血，夫风，阳邪也，热，火气也，并入络中，则血溢络外，其症乍寒乍热、咳嗽、口干、烦躁是也，宜以辛凉入血之药治之。《圣惠》荆芥地黄汤，用荆芥穗为末，生地汁调服二钱。骆隆吉曰：风火既炽，当滋肾水。此以荆芥发阳邪，而以地黄养阴气也。药只两味，功用无穷。[②]

32. 由不得汗，肿从面起，其为风水。显然水不得泄，由肺气郁遏，不得外达，并不得下行而为小便。故直走肠间而便溏，所谓“不得横遍，转为竖穷”，正合卢氏之说也。不从此参究，再以寒滑之品，欲从前阴驱之，不顾其利，斯亦左矣，此缪宜亭医案语也。余于卢氏书仅见《痎疟疏论》，及从沈杏田处借得《本草半偈》，未全阅，不见卢氏之说，俟考。[③]

33. 黄退庵《友渔斋医话·痢疾医案》内用菜花头五枚，自注云此味得春和之气，温而能升，所以生万物也，以提脾胃之气。又有用蛀大枣两枚，自注云能治痢疾。又退庵自治案：肢软倦怠，见风洒晰，后重便溏，此大肠之气下迫，由于肺气不宣，治须开畅。手太阴脏气通达，腑气自利，用杏仁、桔梗、防风、广皮四味开畅肺气，楂肉、黄芩、槟榔、郁金、川朴五味导滞，开大肠之气，一服愈。

《吴氏本草》：荠菜花阴干，研末，枣汤，日服二钱，能治久痢。兹用菜花头、蛀枣，殆即此意。[④]

34.《内经》以二阳结谓之消，谓手足阳明胃与大肠经也。

---

① 此条与存存斋医话三集49条同。

② 此条与存存斋医话三集50条大体相同。

③ 此条与存存斋医话三集51条同。

④ 此条与存存斋医话三集58条大体相同。

胃为水谷之海，大肠为传送之官，二经热结则运纳倍常，传送失度，故善消谷不为肌肤，名中消。又《内经》“治痿独取阳明”，盖以清胃为主，胃气清和则金令下行，如雨露之溉草木森然，何痿之有？

胃中水谷之精气、悍气，不能四散之谓结，结故传送失度，善消谷而不为肌肤，此即上“不得横遍，必为竖穷”之义。[①]

35.《素问》曰：天地温和，则经水安静；天寒地冻，则经水凝泣；天暑地热，则经水沸溢；卒风暴起，则经水波涌而陇起。读此治妇人月事不调，思过半矣。妇人经闭当分辨血隔、血枯。属隔者，血有阻隔，宜通之；枯者，无血可行，宜补之。然阻隔之端不一，求其因何阻隔，而用药以通之，庶几不致诛伐无过。致虚之端不一，补法亦不一，当遵赵养葵补水、补火、补中气三法，俾不致笼统施治。

此与上条“气不摄血，气不化血”可参看。[②]

36.有人嗜酒，日须六七十杯，后患脚气，甚危。或教以巴戟半两、糯米同炒，米微色不用；大黄一两剉炒，同为末，熟末为丸。温水下五七十丸，仍禁酒，遂愈。楼全善《医学纲目》所引用书，如《仲景》标一仲字，《千金》标一千字，《本事》标一本字之类，此标一衍字，大抵出赵以德《衍义》。刘潜江《本草述》巴戟条下亦载。此方治嗜酒而病脚气，此为湿热，大黄除湿热者也。同巴戟用之，缘入肝肾而达其气，俾除湿热得以奏功，即此以推疝气、白浊、夜梦泄精等治，亦不能专恃此味，必本其所受之因，投剂用以达下焦之主气，可也。

---

① 此条与存存斋医话三集54条同。

② 此条与存存斋医话三集59条大体相同。

按：此方甚有道理。下注之疾，以巴戟达之，久蕴湿热，以大黄清之，升降法中求之，悟得时便生许多妙用。[①]

37.一人患齿痛，两尺洪数有力，乃肾中火邪也。易思兰用川柏三钱，以滋肾泻火，青盐一钱为引，升麻一钱，升出肾中火邪。药入口且嗽且咽，服后即觉丹田热气上升，自咽而出，进二帖，愈。又《古今医案》载叶氏治齿痛，用山萸肉、五味子、女贞子、旱莲草、怀牛膝、青盐而愈。取酸咸下降，引肾经之火归宿于肾，与易公方一上一下，颇有意旨。

一升一降，虽有虚实之异，其间治法要亦殊途而同归。[②]

38.包络为心主之宫城，血脉为包络之支派。邪入包络则神昏，邪入血脉亦神昏，但所入之邪有浅深，所现之症有轻重。其神昏全然不知者，邪在包络也，宜用紫雪、至宝等以开其闭。其神昏呼之即觉，与之言亦知人事者，邪在血脉也，脉必兼涩滞，以脉为血府，邪闭血脉，故涩滞。此须重用桂枝，佐归须、赤芍之类，以通血脉，如热盛略佐凉，无热必须温通，盖血得凉则愈闭也。[③]

39.进以温补，反为壮火，树帜而涸其津，溉以滋填，更致运化无权，而酿为泻。徐洄溪谓：病去则虚者，亦生；病留则实者，亦死。又虚证用补，慎毋欲速，药即对证，数十剂或百十剂乃可。医者拿不定则见异而迁，病者信不真则半途而废。[④]

40.凡三阳证，邪未入里归腑，尚在散漫之时，用承气汤误

---

① 此条与存存斋医话三集60条大体相同。

② 此条与存存斋医话三集61条大体相同。

③ 此条与存存斋医话三集62条同。

④ 此条前半段与存存斋医话三集53条同，后半段与存存斋医话三集65条、存存斋医话五集48条同。

下之，则热不解而下利，神昏妄言，见矣。当苦清以通腑气，拟用葛根、黄芩、黄连、甘草，解肌开表，斯成表里两解之法。①

41.《内经》及仲景所谓厥者，手足逆冷耳，故有寒厥、热厥之辨。今人所谓厥者，乃晕厥耳，亦兼手足逆冷，而其重乃在神昏若死耳。向来混于一处，最误后学。②

42. 疟母必用鳖甲煎丸。丸中除人参为大谬，或以参汤送之，参力已过，丸力才行，譬悍卒无良将统驭，步伐岂能整齐。

又按：此方偏于寒剂，若阳虚者不宜，唯仲淳疟母丸重用参、桂为宜。

凡疟寒甚者，战栗气急，虽覆棉不解，不知当寒作时，恣饮姜汤、火酒，寒不能祛，而其热作必甚，助其火也。《准绳》一说殊妙，谓疟之作寒，乃阳气陷入阴中，须升提之。

食疟，因饮食不节，中脘生痰，加以风气乘之，故饥而不能食，食而支满，腹大善呕。实者，二陈加枳壳、草果；因饥饱劳役而发，日久不止，脉虚者，理中汤加枳实、青皮。

厌疟之法，有效有不效，人每疑之，不知其所以然。盖疟以邪正相争，感之浅者，乃少阳胆经病也。唯邪本不甚，则邪正互为胜负，当其互争③之际，但得一助之者胜。故不论何物，皆可用以为厌。但使由之，勿使知之，其人恃有所助，则胆气略壮，而邪即败矣，即《内经》移精变气之意也。

按：十二经皆取决于胆，胆气壮自能却邪，非必少阳胆经疟，始可用厌法也。

---

① 此条与存存斋医话三集 64 条、存存斋医话五集 47 条大体相同。

② 此条与存存斋医话三集 38 条、存存斋医话五集 49 条同。

③ 争：原文为胜，疑误，据文义改。

王肯堂曰：治疟唯足厥阴最难得汗，其汗至足方佳。又云：疟疾取汗非用麻黄辈，但开郁通经，其邪即可散而为汗矣。

久疟不止，元气虚甚者，用人参、常山各五钱，剉碎，微火同炒，去常山，只以人参煎汤，未发前服，屡验。①

43.《玄珠》曰：上下睑肿者，脾气热也。一曰脾之候在睑，睑动则知脾能消化也。脾病则睑滞嗜卧矣。又曰：脾虚则睑肿（睑音检，俗呼为眼胞，又名眼眶）。霍乱大吐泻后，目陷，上下两眶青如磕伤，此土败木贼，不治。丹溪曰：阳明经有风热，则为烂眼眶。②

霍乱大吐泻后，目陷，上下眶发青，兼有手指黑而螺瘪。光绪二十二年七八月间，此症盛行，几于比户皆然。其来甚速，医以附子、肉桂及倭硫黄等药，亦有用姜片、蕲艾灸丹田、气海等穴，得活者十无一二。

窃按：此症由病人平日湿热酝酿，中宫受伤，复感外邪逼束，致肝阳扇动，直克脾土，上逆则吐，下注则泻，甚则目陷眶青。夫脾主四肢之末，故指黑而螺瘪何得？固执常见而概用附、桂耶。《随息居霍乱论》中分寒热两门及阳虚暴脱之证，辨别甚确，以医救世者，固不可不读也。

44.甘苦合化阴气利小便法，举世不知。在《温热门》中诚为利小便上上妙法。盖热伤阴液，小便无由而生，故以甘润益水之源。小肠火腑，非苦不通，为邪热所阻，故以苦药泻小肠而退邪热。甘得苦则不呆滞，苦得甘则不刚燥，合而成

① 此条与存存斋医话三集69条同。另与存存斋医话五集77～81条大体相同。

② 此条与存存斋医话三集68条、存存斋医话五集87条大体相同。

功也。

甘属土，苦属火，得火土相生之义。[①]

45. 亡阴亡阳，相似而实不同。亡阳则脉微，汗冷如膏，手足厥逆而舌润。亡阴则脉洪，汗热不黏，手足温和而舌干。但亡阴不止阳从汗出，元气散脱，即为亡阳。然当亡阴之时，阳气方炽，不可即用阳药，宜收敛其阳气，不可不知也。亡阴之药宜凉，亡阳之药宜热，或一相反，无不立毙。标本先后之间，辨在毫发。

亡阴宜凉，亡阳宜热，二者之中，略带甘润为妙。[②]

46. 凡人胃气调和，则营气从中焦上蒸于肺。脾气不运，则营气不能上蒸，或从郁火而滞于左胁，或夹痰湿而凝于右胁，或留糟粕而滞于小腹，故脾气衰惫之人，腹胁常硬满也。凡腹胀满漫肿虚大者，属气滞；肿硬光亮者，为水结；少腹虚肿而痛，有青紫筋膜绊于腹皮者，为瘀积也。

为气滞，为水结，为瘀积，路路辨明，斯路路有治法。[③]

47. 伤食与停食，宜分两项。伤食者，饮食自倍，肠胃乃伤，病在不消化。停食不论食之多少，或当食而怒，或当食而病，在气不能化也。治伤食宜偏重于食，或吐、或下、或消。若停食则[④]偏重在气，唯理气而兼之以消、吐、下之法，不可用也。大都伤食当上、中、下三焦，而停食则专在胃脘也。

伤食者，气为食厌，故以消食为先，佐以顺气。停食者，食

① 此条与存存斋医话三集70条、存存斋医话五集14条大体相同。

② 此条与存存斋医话五集9条、存存斋医话三集72条大体相同。

③ 此条与存存斋医话三集73条、存存斋医话五集10条大体相同。

④ 若停食则：原文为“则停食”，据存存斋医话三集改。

为气滞，故以理气为先，佐以消食[①]。

48. 东垣曰：足太阳膀胱之气逆上，引手太阳小肠之脉下行，致足厥阴之脉不得伸，并厥阴之脉逆如巨川之水，使阳气下坠，致两睾肿大，谓之曰疝，大甚则为癞。又在中之冷气致阳气不舒，而下坠亦为疝痛。[②]

49. 河间刘氏尝著《三消论》，谓五脏、六腑、四肢皆禀气于脾胃，行其津液，以濡润养之。三消病皆以燥热太甚，三焦、脾胃之腠理拂郁结滞，致密壅滞，复多饮于中，终不能浸润于外，荣养百骸，故渴不止，小便多出或数溲也。

按：此即"不得横遍，必为竖穷"之义。盖肠胃不特上下相通，亦内外相通，肠胃之腠理致密壅滞，饮下之水不能浸渗于外，而唯直注于下，故饮水多而小便多亦也。[③]

50.《菽园杂记》云：空屋久闭者，不宜辄入，先以香物及苍术之类焚之。俟郁气发散，然后可入。不然，感之成病。久闭眢井窨窑，尤宜慎之。又熊三拔《太西水法》载避震气说云：地中之脉，条理相通，有气伏行焉。强而密理，中人者九窍俱塞，迷闷而死。凡山乡、高原之地多有，泽国鲜焉。此地震之所由也，故曰震气。[④]

51. 阅《古方选注》，大半夏汤用半夏、人参两味，和白蜜扬之二百四十[⑤]遍，煮服，治胃反者，胃中虚冷。脾因湿动而不磨

---

① 此条与存存斋医话三集74条、存存斋医话五集11条大体相同。

② 此条与存存斋医话三集75条同。

③ 此条与存存斋医话三集77条大体相同。

④ 此条与存存斋医话三集79条同。

⑤ 二百四十：原文为"二百十"，本段后有"二百四十"，存存斋医话三集亦为"二百四十遍"，疑脱，加。

谷，乃反其常道，而为朝暮吐，以半夏辛温利窍除寒，人参扶胃正气，佐以白蜜，扬之二百四十遍升之、缓之。

半夏、人参之性下行不速，自可斡旋胃气。[①]

52. 日用操劳，皆动机也，过动则所生之少不敌所耗之多，则病矣。经谓：劳则气耗，汗则喘息，内外皆越。盖气，阳气也。阳虚必生内寒，内寒必生内湿。虚则气浮，脉多浮大。又或阳虚气陷，按之不鼓，沉细无力，故仲圣谓脉虚为劳，脉大亦谓劳也。是劳心伤神，更甚于劳力伤气，或案牍烦剧，或百计图维，以致君火内沸，销烁真阴，不但伤神，并能伤精，阳不依阴，自阴不潜阳，阴虚必生内热，内热必化内燥，脉多细涩，甚而数涩，或浮弦，搏指皆阴虚化刚之象。[②]

53. 胞胎在腹，如天之包地，如鸡之含卵，四面皆血以养之，气以摄之，不专恃一条胞脉系肾，以为根绊。若气虚不足以摄提，血虚不足以涵濡，则其胎自落。怀胎每至二三月即坠者，谅由阴虚热烁，如涸辙之鱼，不能久活。[③]

54. 喻氏治疫，以逐解为第一义。上焦如雾，升而逐之，兼以解毒；中焦如沤，疏而逐之，兼以解毒；下焦如渎，决而逐之，兼以解毒。营卫既通，乘势追拔，勿使潜滋。[④]

55. 先哲治消证，必先荡涤积热，然后补阴，否则火得补而愈炽。肯堂王氏治血证亦必先荡涤，然后培补。今宗其法，导血下行，转逆为顺。

---

① 此条与存存斋医话三集 81 条大体相同。

② 此条与存存斋医话三集 56 条同。

③ 此条与存存斋医话三集 82 条同。

④ 此条与存存斋医话三集 86 条同。

56. 冲为血海，而隶于阳明。自乳而姅不爽期者，血本有余也。因阳明经气为痰所阻，而不能流通输布，致经断乳少，痰血轇轕[1]，而为络痹窜痛，医者不为分导下行，病无出路，以致逆而上溢，再投补剂，气愈窒塞，在山过颡，夫岂水之性哉！

57. 六淫之邪，初无形质，以气伤气，首先犯肺，必用轻药，乃可开通汗而解。经所谓："轻可去实是也。" 经又云："薄则发泄。" 夫邪气开通，津液流行而汗自解，亦不必泥定。风药发汗，以风药多燥，不特不能发汗，反耗津液，绝其化汗之源，尚冀其化汗耶。

58. 偶阅王念西居士《郁冈斋笔麈》载：家姑八十余，患大便艰出，痛苦不堪，用药获小效而未收全功。后因不能忍，遽服末药，利下数行，而脉忽数动，气息奄奄，颓然床褥，知有真气已泄，急以生脉散投之，数剂后结脉始退。因合益血润肠丸与，劝其勿求速效，久之自有奇功。如言，调理两月余，康健如初。丸方虽为家姑设，而可以通行天下。故表而出之：用熟地、杏仁、枳壳、麻仁各三两，杵膏；橘红二两五钱，阿胶、肉苁蓉各一两五钱；苏子、锁阳、荆芥各一两，末之。以前三味膏同杵千余下，仍加炼蜜为丸，桐子大。每服五六十丸，空心白汤送下。

愚按：阿胶不必炒，应用三味共杵，若为末，则失性矣。用荆芥，意甚好，辛以润之也。近时吸鸦片往往大便秘结，服此亦甚效，故录之。

59. 成无己《明理论》曰：药之以能胜邪者，必待胃气施布，药力始能得，汗吐下之，以逐其邪气，邪气胜，胃气绝者，汤药纵下，胃气不能施布，虽神丹莫能为效也，旨哉！言乎往往胃气

---

① 轇轕（jiāo gé）：交错，杂乱，深远。

垂绝之症，用补用攻，用寒用热，如石投水，毫无影响，即用霸道药，与病大相反者，亦无变动，阅历深者自知之。

60.朱丹溪《格致余论》曰：气无补法，世俗之言也。以气之为病，痞闷壅塞，似难于补，恐增病势。不思正气虚者，不能运行，邪滞著而不出，所以为病。《经》云：壮者气行则愈，怯者著而成病。苟或气怯，不用补法，气何由行？此说盖为假实证而发也。若实中夹虚，当用疏补兼施法，应缓应急，从少从多，全在医者调理得中。倘执扶正邪自去，及满座皆君子，小人自无容身之地，诸腐说一味用补，置实证而不顾，则为杀人之事矣。

61.许培元《药准》曰：或读本草类方，刻意求简，以为精专。不知圣人初无从简之心，唯合宜而治耳。故得其要者多亦不杂，不得其要少亦不专。不究确然之理，而以品味多寡为衡，是崇末而遗本也。《韩氏医通》云：处方正，不必多品，但看仲景方，何等简洁。邓云侣《医经会解》曰：其品寡，其分数重，其气味之性统而同，今人之方反是。盖邪气入身，横行窃据，即专力竭才，犹恐弗敌。若品泛则气轻，数少则味淡，安能以孱弱之群兵探渠魁之虎穴哉？

按：仲圣方大抵从简，若柴胡加龙牡汤、乌梅丸、鳖甲煎之类，亦有从繁者。盖治急之方多从简，缓治之方多从繁。病寒热虚实，证候专一者，多从简；证候杂糅者，多从繁。病之与方，各有所适，唯病当简者多，当繁者少耳。

62.李中梓，字士材，诸生也，有文名，并精医理，名重一时。时金坛王肯堂，字泰，亦精岐黄术，年八十，患脾泄，群医咸以年高体衰，辄投滋补，病加剧。乃延李诊视，诊毕，语王曰："公体肥多痰，愈补则愈滞，当用迅利药荡涤之，能勿疑乎？"王曰："当世知医，唯尔我二人，君定方，我服药，又何疑？"遂用巴豆霜等下痰涎数升，疾顿愈。鲁藩某病寒时，方盛暑，寝门重闭，床施毡帷悬貂帐，身覆貂被三重，而犹呼冷。李往诊之，曰："此伏热也，古有冷水灌顶法，今姑通变用之。"乃以石膏三斤，浓煎作三次服，一服去貂被，再服去貂帐，三服而尽去外围，体蒸蒸流汗，遂呼进粥，病若失矣。其医之神效类如此，特素自矜贵，非富贵不能致也。余谓非见之真不可，否则岂非以人命为尝试乎？

63. 嘉善黄退庵先生，幼业儒兼擅岐黄之术，名满浙东。富家巨室求其治疗，非出重资不往，终年所入盈余，悉选古方灵验之药，以拯贫病。穷檐小户、槁卧绳床，则不惮寒暑，徒步而往，不名一钱。里中公益，凡惜字施材施茶各会，无不首列其名。晚年好吟咏，著有《友渔斋医话》四卷、《诗话》八卷，梓行于世。其哲嗣霁青观察安涛，嘉庆丁卯乡荐已，已传胪入词馆，出守江右。粤东洊膺监司人，皆谓退庵先生乐善之报云。

64. 苏州徐秉南、青浦何书田，皆精轩岐术，名重一时。时金阊刘氏饶于财，仅一子，春患伤寒，势已危笃，群医束手，遂以重金延二人。徐至，诊视久之曰："伤寒为百病长，死生系于数日之内，苟识病不真，用药不当，则变症立至。古有七日不服药之说，非谓伤寒不可服药，谓药之不可轻试也。若见之未当，宁不用药。故医家必先辨六经之形症，切其脉理，察其病情，究其病之所在，而后医治。如太阳、阳明，表证也，宜汗之；少阳则半表半里，宜和解之；太阴邪入于里，少阴入里尤深，均宜下之。若手足厥冷，自汗亡阳者，又宜温之。至厥阴病，则寒邪固结，非投大热之剂不能除。此等证势虽危，但能对证用药，始终无误，不难治也。今诊少君病，为两感伤寒。两感者，如太阳受之，即与少阴俱病，以一脏一腑，同受其邪，表证里证，一齐举发。两邪相迫，阴阳皆病。救表则里益炽，救里则表益急，譬之外寇方张，而生内乱，未有不覆其国者。察其形症，变在旦夕，虽和缓复生，能措手乎？”言未已，阍人报何先生至，徐避之。

何入诊曰：“冬伤于寒，而春病温。盖寒必从热化，今身反不热，而脉形潜伏，此热邪深陷，将内闭矣。顷按脉时，曾于沉伏中求之，左手尺寸得弦，右则微缓，见症耳聋胁痛，寒热若有若无，兼之中满囊缩，时或身冷如冰。夫脉弦而耳聋胁痛者，病在少阳，盖脉循于胁络于耳也。中满囊缩，右脉微缓者，病在厥阴，盖脉循阴器而络于肝也。邪入阴分既深，故身冷如冰耳。辨其形症，是少阳厥阴俱病也。古人治少阳证，谓用承气下之，反陷太阳之邪，麻黄汗之，更助里湿之势，故立大柴胡汤一方，解表攻里，两得其宜。今齿枯舌短，阴液已竭，若投柴胡承气解表峻下之剂，则更劫其阴，是速其殆也。若以厥阴论治，而进桂、附等回阳之品，是抱薪救火耳。若用石膏、黄连苦寒之药，非唯不能拨动其邪正，助其冰渊之势。然医家必于绝处求之，方切脉时，两手虽奄奄欲绝，而阳明胃脉，一线尚存。因思得一线之脉，或有一线之生机，反复研求，唯有轻可去实一法，清轻之品，或可宣其肺气，冀得精液来复，神志略清，可再图别策。勉拟一方，亟服之，夜有微汗，则可望生机矣。”徐索方观之，乃笑曰：“是方即能愈耶！果然，则将我招牌挚去。”言为何仆窃闻，达于主。何谓刘曰：“闻徐先生亦在此，甚善。今晚忙甚，不及相见，明日立方，必与共之，千万为我留。”何去，徐亦欲辞，刘留之。服药后，至四鼓，果得汗，形色略安。天未明，何至复诊，喜形于色曰："尺脉已起，可望生矣。但必留徐先生，合为郎君疗此病。"刘则唯唯。徐悉病有转机，无以自容，颇自悔，急欲辞。刘曰："何曾有言，先生去彼亦不留，儿命悬于先生，唯先生怜之，虽日费千金，不吝也。"徐默然无语。不数日，病者已起坐进粥。何乃谓刘曰："今病已愈，我将返棹，徐先生已屈留多日，谅亦欲归，但前日有招牌一说，或余便道往取，或彼自行送来，乞代询之。"徐遂丐刘周旋，设席相劝，至于屈膝，始得解。何归，适侄某亦患伤寒，病剧，举家皇皇，其寡嫂只此一子，年七旬矣，垂涕道之，将以命殉焉。何诊之曰："形症与刘同，易耳。"遂以前法进一剂，不应，再剂而气绝矣。何爽然曰："今日始知死生有命，非药之功、医之能也。"因函致徐，自陈其事，而请罪焉。由是闭门谢客，不言医者数年。余谓：何术果精，特亦刘子命不应绝，且家有大阴德，故有功。唯其后招牌一说，未免自满，即以自满而死其侄，故尤抱歉。人顾可自满哉？

65. 苏州叶天士，神医也。其孙患痘症，天士视之曰："不可治也。"其子妇只生一子，大不忍，乃复延他医视之。他医曰：可治。遂疏方进药，兼旬后病良已，他医意颇自得，谓天士不能治而我治之。欲以傲天士，其子若妇亦德他医，乃折柬开筵演剧，他医岸然盛服往。天士颦蹙曰："吾孙今日当死。"众咸谓翁语不详，金鼓一声，孙嗷然哭，遂绝。天士叹曰："吾故知吾孙之必死也。"他医愕然问故，天士曰："此肾经之毒伏而未发者，疾虽愈，而病根果在，不闻声则不死，闻则必惊，心火也，肾水也，水火互冲，故遂死。"他医始自愧，其能不如天士。

又上海王惠昭亦精医理，尤善幼科，虽乡愚咸震其名。当适野，见处女耘于田，惠昭熟视良久，顾从者曰："汝试自后抱其腰。”从者曰：“此处女也。若何可抱？”惠昭曰：“不害，第言我，使汝抱之。”从者如其言，女果大骇声嘶，其父从远陌见之，将荷锄来击，惠昭急止之曰：“是若女耶，将出痘，非此一惊无活理，三日后见点，始验予言。”其父疑信参半，姑俟之，至期果患痘，甚险。亟延惠昭诊视且问故，惠昭曰：“此肾经痘也，不治猝然震骇，可使变而为心经，得生机矣。”遂疏方药之，而愈。众医闻之，咸服惠昭有斡旋造化法。夫同一肾经痘也，或因惊而致死，或因骇而得生，参消息于微茫，非三折肱莫能辨，此业医者，系人生死，其可不慎也夫。

存存斋医方杂识

66. 锁喉风，胀闷不通，垂死者，用杜牛膝（取其引火下行）捣汁半杯，加入真米醋半杯，用鹅毛翎尖，挑少许入喉中，随吐涎痰，连挑数次，吐痰杯许，即通。此法余治章姓妇，甚验。①

67.《本草汇言》载治人遭火烧，身烂垂死，用臭酱一两，取水、白酒一二瓮，将酒顿温，不可过热，调酱于中，令患者浸酒中，烧极重，不死。天启甲子秋，教场火药发，烧死药匠数百人，内十余人遍体赤烂未死者，襄诚伯令行此方，浸活如数。按此时遭此伤者颇多，亟为录出。陶隐居曰：用酱入药，当以黄大豆、小麦面合作者良。

按：酱咸能软坚，黑能止血，凉能退热，腐能散结，故治火伤甚验。②

68. 大蒜肉、淡豆豉、蒸饼三物各等分，捣烂，水和为丸，

① 此条与存存斋医话三集4条同。

② 此条与存存斋医话三集5条同。

桐子大，以温酒吞百丸，治水道不利、淋闭，见《本草纲目述》[①]。王爱竹《谈薮》又载：戴元礼以此三物如法作丸，治噎膈鼓胀、小便淋闭不通，皆获效，见《戴氏类方》。造蒸饼以小麦面，水调加以酵，水和之，蒸熟成饼，取饼悬挂风干，百日用。盖麦多湿热而性沉滞，作饼受酵气蒸发，再受风日之气，已转化轻虚松燥矣。

大蒜辛温通阳，其窜烈之性，非常迅速，用以外治，亦每每取效。[②]

69. 治风温烂眼，用大黑枣二十枚，去核，明矾末五分和，捣成膏，湿纸包，火煨，二刻取出，去纸，水二碗，煎汤洗眼。[③]

70. 治胞转小便不通，神效方，即少腹胀满至七八日者，亦可治。若至水气冲心，即死矣。滑石一两，寒水石杵三钱，冬葵子五钱，须久煎，石味方出，服后片刻即能小便而愈。屡试屡验，见戊寅十月二十七日《申报》。[④]

71.《外编禁方》截疟，用端阳日七姓人家粽尖，独囊蒜七枚，雄黄三钱，巴豆霜一钱，共捣为小丸，朱砂为衣。临发日疟未来时，绵裹塞鼻孔内，男左女右，过夜即止，去药或用膏药些许，将药贴眉心，即止去之[⑤]。

72. 灵胎徐氏谓：躯壳病须外用熏洗，非仅一汤药可奏效也，因录《串雅》方数则。

① 《本草纲目述》：疑为《本草述》。

② 此条与存存斋医话三集6条同。

③ 此条与存存斋医话三集7条同。

④ 此条与存存斋医话三集12条同。

⑤ 此条与存存斋医话三集13条同。

晚蚕沙属火，性燥，能胜风袪湿。患风冷气痹及瘫痪证，用醇酒三升，拌晚蚕沙五斗，甑蒸于暖室中，铺绸单上，令病者就患处一边卧沙上，厚盖取汗。若虚人须防其太热昏闷，令露头面一次，不愈间日再熏，无不效。

治气痛之病，忽有一处，如打扑之状，痛不能忍，走注不定，静时其处冷如冰霜，此皆暴伤寒之证也。用白酒煮杨柳白皮，熨之有赤点处，才去血，妙。凡诸卒肿急痛，熨之皆止。

治痔疮，坐袋法：用乳香、没药、龙骨、赤石脂、海螵蛸、轻粉、木鳖各三钱，共为末，以绢袋盛之，每日坐，不必洗，坐至二十一日，无不愈。

治足上寒湿疮，踏袋法：用川椒数两，盛粗布袋中，放火踏上，用火烘，跣足踏其上。盖椒性热而散，加以火气上逼，寒湿自去而愈，妙。

又假象皮膏治扑打及金刃伤血出不止并收口，用蚕豆炒去壳，取其豆肉，捣细，和白蜡熔为膏，摊贴如神。

又莲花肚治脾寒而痛，痛在心之下与左右也。用猪肚一个，洗净，装入莲肉一两，红枣一两，肉桂一钱，小茴三钱，白糯米一合，以线扎口，用清水煮烂，一气顿食，蘸酱油食之，如未饱，再用饭压之，甚效。①

73.《温疫条辨摘要》一书，系嘉泰时新安吕砚平（田）所辑。今年温州李士彬太守重刊《砚平摘要》，山阴陈锡三所著《二分晰义》、夏邑栗山所著《寒温条辨》两书中之要为一卷，其中未经常见数方录于后，其他则皆为浅人说法，不胜录亦不必录也。

斑症，身出而头面不出，此毒气内归，危候也。急以大蟾蜍

① 此条与存存斋医话三集14条、存存斋医话四集14条大体相同。

一个，捣和新汲水，去渣，痛饮之，自出，屡验。

治温疫，日久病甚，烦躁昏沉。用蟾蜍心两三个，捣，和水饮一二次，定心安神而病去矣。勿以为微而忽之，或加辰砂少许。

治温疫、呃逆、胸痞等证，方用白毛乌骨鸡一只，从鸡胸活割开，安病人胸前奄之，自愈。又方：将鸡干挦去毛，破开去肠屎，刀切烂，铺心头上，治湿热发黄，昏沉不省人事，死在须臾者，少顷即活。

升降散，一名二分散，又名赔赈散，书中为治温病主方，并录之。

白僵蚕酒炒二钱，全蝉蜕去土一钱，广姜黄去皮三分，不用片姜黄，生大黄四钱。共为细末，研匀。病轻者分四次服，每服重一钱八分二厘五毫，用冷黄酒一杯，蜂蜜五钱，调匀冷服，中病即止；病重者分三次服，每服重二钱四分三厘三毫，黄酒一杯半，蜜七钱五分，调匀冷服；最重者分二次服，每服重三钱六分五厘，黄酒二杯，蜜一两，调匀和服。如一服未愈，可再服之，热退即止，胎产亦不忌。炼蜜丸，名太极丸，性稍缓，服必空心，服后必须忌半日，不可吃茶、吃水、吃烟、吃饮食。若不能忌，不效；若饱食后服此，亦不效。

《寒温条辨》曰："良工处方必有君臣佐使，又兼引导。"是方以僵蚕为君，蝉蜕为臣，姜黄为佐，大黄为使，酒为引，蜜为导。僵蚕辛苦气薄，喜燥恶湿，得天地清化之气，故能胜风除湿，清热解郁。蝉蜕气寒味咸且甘，清虚之品，出粪土之中，处极高之上，吸风得清阳之真气，饮露得太阴之精华。蜕者，退也，退去其病也，所以能祛风胜湿，涤热解毒。姜黄味苦大寒，祛邪伐恶，行气散郁，入心脾两经，建功辟疫。大黄味苦大寒，上下通行，亢甚之阳，非此莫遏。酒性热，味苦辛而甘，冷饮欲其迟行，传化以渐上行，下达外周，驱逐邪气，无处不到；蜜甘平性凉，清热润燥。①

74. 陈修园《医学实在易》中五淋门有云：色欲过度，似淋非淋，溺短而数，茎中痛甚，宜肉苁蓉、淫羊藿、生杜仲为主，佐以白蜜、羊脂之类方，效。余友沈杏田，用此法颇验，特识之。②

75. 治偏正头风，以生莱菔捣汁，令病者仰卧，以汁灌入鼻中，左痛灌右，右痛灌左，左右俱痛俱灌之。试用轻症，颇验。又张石顽云：外治法，不若蒸法最效。方用川芎五钱，蚕砂二两，僵蚕（如患者年岁之数）。以水五碗，煎至三碗，就砂锅中以厚纸糊满，中开钱大一孔，取药气熏蒸痛处，每日一次，年久者三五次，可永不发。平时置新鲜木瓜于枕旁，取香气透达，引散肝风，亦良。余仿其法，遇头面诸肿证，令病者取所服药，先将药气熏患处，亦得痛肿稍松。③

76. 任脉虚而带下不摄者，往往滋补虽投而不能愈。以海螵蛸一味为粉，广鱼鳔煮烂，杵丸，绿豆大，淡菜汤下，久服无不收功，方出《女科辑要》，极有意义。余试用，颇效。④

77. 檇李陆集园治寒湿暴嗽不止，用猪肺管一条，入去节麻黄一二分，两头以线扎紧，配以杏、菀、橘、枳、苏子等品煎服，甚有巧思。⑤

---

① 此条与存存斋医话三集22条、存存斋医话四集7条大体相同。

② 此条与存存斋医话三集30条同。

③ 此条与存存斋医话三集31条同。

④ 此条与存存斋医话三集33条同。

⑤ 此条与存存斋医话三集42条同。

78. 凡诸药毒以新铜钱一个（取光白无污垢者，非定要新铸之钱），口内含之一时许，色黑者，中毒也。用马料豆、绿豆、生甘草煎汁，凉饮之。有药本无毒而误服致疾者，近时最多。凡服参、芪胀闷者，以莱菔子灌之。服附子身目俱红者，以莱菔汁（无鲜者用子）一碗，入犀角、黄连各三钱，生甘草五钱，煎八分，灌之。服瓜蒂大吐不止者，以麝香末少许，白汤下。服藜芦大吐不止者，以葱白汤解之。服大黄泻不止者，以人参、白术各五钱，升麻、甘草各三分，乌梅两个，炒粳米一撮，灯心七尺，水煎，去渣，入东壁土末三分，调服。服升麻、柴胡、麻黄汗不止者，以发浸冷水中，醋喷其面，取糯米粉二两，藁本、防风、牡蛎、龙骨各一两，研细，扑之。①

79. 治头风久痛，须加芎、归，红花少许，非独治风，兼和血止痛也。细茶最能清上风热，以之作引弥佳。东垣、谦甫皆常用之②。

80. 肾囊作痒，搔之则痛方。

蛇床子、归尾、威灵仙、苦参各五钱。

煎汤，熏洗，或蛇床子同葱、椒煎汤，熏洗。③

81. 口疳吹药方。

人中白一两，川柏一两，青黛一钱，枯矾三钱，文蛤三钱，紫甘蔗皮炭五钱，加冰片少许。为细末，吹之。④

82. 寿字香方。

---

① 此条与存存斋医话三集44条同。

② 此条与存存斋医话三集46条同。

③ 此条与存存斋医话三集88条同。

④ 此条与存存斋医话三集89条同。

大黄、檀香、白芷各二两，丁香、甘松、苍术、山柰各一两，青蒿三两，芸香、降香各两半。

共十味，总十六两，晒，研细末。

83. 止嗽散方（今改为水法为丸，名止嗽丸）。

桔梗炒、荆芥炒，紫菀、百部、白前三味饭上蒸一次，再炒。

共磨细末，每服三钱，开水调服。

84. 治误吞金、银、铜、铁、铅粉方。

白蜜八两，猪油四两熬去渣，芒硝三钱。

先用白蜜入锅内溶化，滚数滚，才入猪油，搅匀，然后再将芒硝和入，缓缓食之。少顷，所吞之物即从大便包裹而下，极为神验，不伤肠胃。①

85. 治服生鸦片方。

藜芦五钱，生军三钱，甘草、胆矾、木通各二钱。

共五味煎，去渣，调入白蜜二两，和匀服。②

86. 雷真君逐火丹。

汤火伤，猝然而来，为害最烈。余友马培之言：陈远公书内雷真君逐火丹甚效。有人被火药炸伤，头面肿腐，咽痛气阻，汤水难入。又一妇人遭回禄遍身，几无完肤，两臂发黑，呼号不已，用此方，二剂俱痊。

当归四两，生黄芪、茯苓各三两，防风一钱，大黄、甘草各五钱，黑荆芥、黄芩各三钱。

水煎服，此方大有意义。当归为君，以之和血。黄芪为臣，托其正气，使火邪不致内攻。茯苓泄肺中之热；大黄、黄芩泻阳

---

① 此条与存存斋医话三集90条同。

② 此条与存存斋医话三集91条同。

明之火；甘草解毒定痛；荆、防使邪火仍从外出，屡用屡验。分两不可丝毫增减，至外治法，莫过于小粉，且最简，较《外科正宗》之罂粟膏胜多矣。

附外治法 用麻油涂烂处，以陈小粉扑之，即止痛生肌。①

87. 治水肿神方，历治多人，如分两减轻，或二日服一剂，即不效。

茯苓二两，白术土炒一两，赤小豆一两，大麦芒五钱，如无，则以麦芽代之。

上四味，大罐浓煎，须一日夜服尽，三日连服三剂，小便通畅，肿即消矣。加枳壳、车前草，亦可。此方载在汪谢城先生所刊方甲内。②

88. 蛤蚆膏，世交张畹香传余，治瘰疬，修合数料施送，颇著效验。阅方书，即金锁比天膏也，不特治瘰疬，能治发背疮疽诸疮。故录此方，以备同志修合施送。

紫花地丁一斤，刘寄奴去根泥一斤，苍耳草连根叶子一斤，豨莶草一斤，野苎麻根一斤，穿山甲一具或净甲一斤，蛤蚆皮一百张或用干蟾一百支更妙。用真麻油十二斤，内将四斤先煎穿山甲，枯焦；余药入八斤油内，加黄酒、葱汁各两碗，文武火煎，药枯去渣，复煎至滴水成珠，每药油一斤，加飞丹八两，嫩老得所，离火不住手搅，下五灵脂（去沙净）、大黄各净末四两，待温再下白胶香四两（即芸香末），成膏，水浸三四日用。专治发背疮疽，无名肿毒，疔疮鼠窜，马刀瘰疬，紫疥红丝，鸦焰漏睛等疮，两髎血风，内外臁疮，鱼口便毒，杨梅结核，金疮杖疮，

① 此条与存存斋医话三集92条同。

② 此条与存存斋医话三集93条大体相同。

蛇蝎虫咬，虎犬人伤，顽疮顽癣，久流脓血，万般烂疮，风寒痰湿，四肢肿痛，乳癖、乳岩不论未破已破，并用葱椒汤洗净，贴之。如初发势凶，将膏剪去中心，留头出气，不必揭去，一膏可愈。摊时不可见火，必须重汤化开为妙。①

89. 塌气丸，治寒气郁结，肚腹虚胀。

胡椒仁一两，全蝎尾五钱，洗净炒干去毒，滚醋泡去盐。

上以胡椒略去皮，取净，一两，炒过，和蝎尾研末，面糊丸，极小，每服一二钱，陈皮汤送下。

又《医通》载塌气丸治肝气乘脾腹胀，二味分两同。上为末，面糊为丸，粟米大，每服二三丸，米饮下。②

90. 小儿晬嗽丸，治乳子百日内有痰嗽壅喘者，谓之百晬嗽。

川贝五钱，甘草半生半炒，二钱五分。

上以淡姜汤润湿，饭上蒸过，共研细末，沙糖为丸，龙眼核大，米饮化服。③

91. 锅焦丸，小儿常用健脾消食。

锅焦炒黄三斤，神曲炒四两，砂仁二两，山楂肉四两，蒸莲肉去心四两，鸡肫皮炒一两。

共为细末，加白糖，米粉和匀，焙作饼。④

92. 麦门冬汤。

麦冬四两不去心，人参、炙甘各一钱，制半夏二钱，粳米三钱五分，大枣二枚。

---

① 此条与存存斋医话二集18条、存存斋医话三集94条大体相同。

② 此条与存存斋医话三集95条同。

③ 此条与存存斋医话三集96条同。

④ 此条与存存斋医话三集97条同。

此方出《金匮》，治火逆上气，咽喉不利，止逆下气。陈修园《女科要旨》移治妇人返经、上逆吐衄等证。盖以此方专入阳明，阳明之脉以下行为顺，上行为逆，冲逆之脉，丽于阳明；三经主血，故以此方为正治之法。若去粳米，加蜂蜜八钱，取百花之菁华，以补既亡之胃阴，更为周到。然阳明因虚火而逆者，固宜此汤，阳明因虚寒而逆者，舍吴茱萸之温降，将何道以镇纳之乎！①

93. 牛黄夺命丹，治小儿肺胀喘满，胸膈气急，两胁扇动，陷下作坑，两鼻窍张，闷乱嗽喝，声嗄而不鸣，痰涎潮塞，俗云马脾风。若不急治，死在旦夕。

白牵牛、黑牵牛半生半熟，各一两，川大黄、槟榔各一两。

上为细末，三岁儿每服二钱，冷浆水调下，一云用蜜调。②

94. 苁蓉润肠丸，治发汗过多，耗散津液，大腑秘结。

肉苁蓉酒浸焙二两，沉香另研一两。

上为末，用麻仁汁打糊丸，如桐子大，每服七十丸，米饮下。③

95. 丹溪掩脐法，治大小便不通。

连根葱一二茎，带土生姜一块，淡豆豉二十一粒。

上盐二匙，同研作饼，烘热，掩脐中，以帛扎定，良久，气透自通，不通再换一饼。④

96. 洗方，煎汤熏洗数次，治遍身瘖瘟作痒，甚效。

紫背浮萍半碗，豨莶草一握，蛇床子五钱，苍耳子一两，防

① 此条与存存斋医话三集98条同。

② 此条与存存斋医话三集99条同。

③ 此条与存存斋医话三集100条同。

④ 此条与存存斋医话三集101条同。

风五钱。

97. 治吐血方，用经霜败荷叶烧存性，研末，新汲水调服二钱。

按：本草荷叶灰止吐血，莲房灰止泻血。①

98. 润肺定呕方，枇杷叶不拘多少，拭去毛，煎膏，加白蜜、梨汁同收。此方清润降肺。

枇杷叶和胃下气，气下则火降，胃和则呕定哕止。

99. 补胞饮，产间伤动胞破，终日不小便，但淋湿不干。用天然黄丝二两，不用染者，丹皮、人参、白及各一钱。水煎至丝烂，如饧服，服时勿作声，作声则泄气无效，能经月常服，更妙。②

100. 治中风昏仆省后，筋脉挛结，肢体疼痛，或半身不遂，用八角树皮（俗名老鼠刺树，高三五尺，冬结红子）鲜者取皮四两，木莲叶（似茶花叶而色老，生于土墙头上者多）一岁用一片，无灰酒二斤，煎至两杯，作二次服，大有奇功，四服全效。（《文堂集验方》仁和何东惠川辑）③

101. 治痰火年久不愈者，用饴糖二两，豆腐浆煮化，多服即愈。又鸡蛋用豆腐浆冲服，久则自效，盖鸡蛋能去喉中之风也。④

102. 治小儿肥甘过度，或糖食甜物太多，致湿热久停而成积，积久生虫，时发腹痛，以手摸之，腹内有块，或一条梗起。外症面白唇红，六脉浮洪。其痛时作时止，痛止即能饮食者，虫

---

① 此条与存存斋医话三集 102 条同。

② 此条与存存斋医话三集 103 条同。

③ 此条与存存斋医话三集 104 条同。

④ 此条与存存斋医话三集 105 条同。

痛无疑。又有腹痛，一痛即死者，亦是虫证。欲去此虫，无如苦楝根皮，诚天下打虫第一神方。

其法：于月初旬，虫头向上之时行之，先夜取苦楝根，须取每年结子者，方是母树，其根浮于土面者有毒，不可用。专取土中者，洗净泥土，以刀刮其红皮，只取白皮四五钱，儿大者，六七钱，切碎听用。次早以油煎鸡蛋，令小儿嗅之，以引其虫头向上而求食，另于别室，以水一盏，浓煎苦楝皮汤一小杯，不可使儿闻其药气，一闻药气，虫即潜伏矣。俟药热，以鸡蛋与儿食，即服药，半日不可饮食，俟虫下后方饮食之。服药后，儿似困顿，万万放心，虫下后，精神如旧。仍当急为健脾，庶虫不复生，永无患矣。

103. 肺有宿寒用水炙法。夏月三伏中，用白芥子一两，延胡索一两，甘遂、细辛各五钱，共为细末，入麝香五分，杵匀，姜汁调涂肺俞穴，涂后麻瞀疼痛，切勿便去，三炷香足方可去之，十日后一涂，三次除根。[1]

104. 四妙丸，治脾胃虚弱，脾土不能化，痰成窠斗，停于胸臆，饮食既少，运化复迟，当实脾土，则痰下气顺。

肉豆蔻用盐酒浸，破故纸同炒，干燥，不用破故纸，一两；山药酒浸，北味子同炒，干燥，不用五味子，一两；厚朴去粗皮，青盐一两同炒，青盐不见烟为度，不用青盐，二两；姜半夏每个切作两块，猪苓亦作片，水浸，同炒燥，不用猪苓，一两。

上为细末，酒糊为丸，如桐子大，辰砂一分，沉香一分，作二次上为衣，阴干。每服六七十丸，空心盐酒或米饮或盐汤送下。

---

① 此条与存存斋医话三集106条同。

此方出《瑞竹堂经验方》，余素患痰多，特录出，当修合试服。

105. 族弟青江之室人，患肝气病，久而将成膈证。食物呕吐，旋得一方，服之愈，至今十余年，病不发。

黑脂麻炒一汤碗，茴香炒二两，糯米炒黄一升。

三物共磨末，临服拌入白糖。其证不能进食，食辄呕出，唯每日五更时可以吃食。此方初吃，亦不受，后于五更时吃之，连吃数日之后，不拘时候，亦能吃，胃口亦渐渐开矣。[①]

106. 治妇人乳头开化，其痛异常。用茄子老透开化者，摘下阴干，煅，存性，研末（此物不易得，须预为购求），少加真冰片，调麻油搽之，立愈。[②]

107. 导水茯苓汤，治水肿，诸家极赞其妙。

赤茯苓、泽泻、麦冬、生白术各三两，桑白皮、紫苏、槟榔、木瓜各一两，大腹皮、陈皮、春砂仁、木香各七钱五分。

每服二两，水二杯，灯草三十根，煎八分，食远服。病重者，可用五两浓煎，五更服。

水肿证，头面手足肿，如烂瓜之状，按而塌陷，胸腹喘满，不能转侧安睡，饮食不下，小便闭涩，溺出如割，或如豆汁而绝少，服诸药不效者，用此渐利而愈。[③]

108.《本事方》大黄汤，治冷涎番胃，其候欲发时，先流冷涎，次则吐食，此乃劳证，治之不早，死在旦夕。

用大黄一两，生姜自然汁半茶盏，炙大黄令燥，又淬入姜汁

① 此条与存存斋医话三集 107 条同。

② 此条与存存斋医话三集 108 条同。

③ 此条与存存斋医话三集 109 条同。

中，如此淬尽，切焙为末。每服二钱，陈米一撮，葱白二茎，水一大盏，煎至七分，先食葱白，次服其药，不十日去根。

此方命意甚好，生姜辛开，大黄苦降，服时当缓缓细呷之，令渐渐开降也。①

109. 治水气，用羌活、萝卜子各等分，同炒香熟，去萝卜子不用，以羌活末温酒调服二钱，一日一服，二日二服，三日三服，取效。

此出许学士《本事方》，名羌活散。②

110. 治中风实证，痰涎胶塞，迷惑不清者，用葶苈子三钱，白芥子三钱，甘遂一钱。研细末，每服五分，痰涎即从下行，此救急法也。③

111. 健脾饼，此方如前锅焦丸同，唯分两减半。

锅焦炒二十四两，神曲炒二两，春砂仁炒一两，山楂肉蒸二两，莲肉去心二两，鸡肫皮炒五钱。为细末，加白糖、陈米粉，作饼吃。

112. 瘋狗、毒蛇咬人者，多死，诸书治法不甚验。萧山韩氏所传五圣丹，神效，录出以广其传（出方载《冷庐杂识》，虽云出自韩氏，而韩氏裔人以为氏④方尚非的方，分两不同，药亦少一味，其终秘而不宣）。

当门子、冰片、雄黄、九制炉甘石各一钱，火硝三分。

上药共研末，男左女右，用竹耳挖点近鼻处大眼角七次，隔一日再点七次，再隔一日又点七次，虽重伤自愈。若犬咬至二十

---

① 此条与存存斋医话三集 110 条同。

② 此条与存存斋医话三集 111 条同。

③ 此条与存存斋医话三集 112 条同。

④ 氏：与“是”通用。

日外者，亦不治。若用药后，误吃羊肉，用药再治，至二十日外者亦不治，宜忌羊肉发物四十九日。兼治痧证闷死，伤寒发斑不出者，亦宜用此药点眼角，男左女右。[①]

113. 吊脚痧证至速，服药不及，必先外治。急用糟烧[②]一大碗，烫热，入斑蝥[③]末，搅匀，乘热熨四肢，数人用手连拍之，冷则更，熨至小便通，转筋自止，再饮煎药，可以获痊。此方疗治多人，世俗所传之方，仅方用烧酒，无此神应。[④]

114. 治赤白二浊及梦遗方。

生大黄二分，研末，鸡子一枚。

将鸡子敲碎一孔，入大黄末，在内纸贴好，煮熟空心食之，吃四五枚即愈。[⑤]

115. 治脱肛方。

雄猪大肠一尺，入升麻末四两在内，扎两头，煮烂，去药食肠，即收上。如收上即脱下者，气虚寒也，另服补药。[⑥]

116. 又方。鳖甲头一个，煅，枯矾三分，五倍子煅，三分。共研极细末，糁。[⑦]

117.《千金翼》治痰饮、吐水发无时，候其原因，饮冷过度，遂令脾胃气滞，不能消化饮食，饮食入胃，皆变成冷痰涎水。用

① 此条与存存斋医话三集3条、存存斋医话五集22条大体相同。

② 糟烧：原文为“烧糟”，疑互倒，据存存斋医话五集改。

③ 斑蝥：原文为“斑猫”，疑为错别字，改。

④ 此条与存存斋医话三集113条、存存斋医话五集23条大体相同。

⑤ 此条与存存斋医话三集24条、存存斋医话五集24条大体相同。

⑥ 此条与存存斋医话三集115条、存存斋医话五集25条大体相同。

⑦ 此条与存存斋医话五集26条同。

赤石脂火烧，捣极细末，每早晚各服二钱，干姜汤调下。此方亦可治反胃吐食物者。[①]

118. 治肝胃气，如神。

娑婆子炒、瓦楞子煅、牡蛎煅各四两，陈木瓜炒、陈香橼炒各二个，生蛤粉一斤，切勿经火。

共为末，砂糖为丸，如桐子大，每服三钱(此方许晋斋传)[②]。

119. 治淋证。

生军二钱，牙皂一钱，滑石五钱。

共为末，黄酒炖开，冲去滓，饮酒，虚人减半。[③]

120. 支饮上壅胸膈，阻肺气不得下降，呼吸难通。

用葶苈子炒香研细，三钱（禀金水之气，破癥瘕积聚，通利水道，急泻肺中之壅塞），大枣去核，五枚。

衰其大半而止，弗过剂。[④]

121. 酸甘化阴，以制浮阳上亢，用蒸熟乌梅肉一钱、冰糖三钱，煎汤饮(《叶案存真》)。[⑤]

122. 治有积成行者，用醋制香附一斤，巴豆一两，同炒巴豆，黑色去之，醋打面糊为丸，如桐子大，米饮下五十丸。[⑥]

123. 解食鸦片方。

胆矾八分，研末，白芥子用生者，研细末，约两匙。

---

① 此条与存存斋医话三集116条、存存斋医话五集27条同。

② 此条与存存斋医话三集117条、存存斋医话五集28条同。

③ 此条与存存斋医话三集118条、存存斋医话五集29条同。

④ 此条与存存斋医话五集34条同。

⑤ 此条与存存斋医话三集119条、存存斋医话五集46条同。

⑥ 此条与存存斋医话三集120条、存存斋医话五集99条大体相同。

二味和半滚水调匀，令饮下，如不吐，多饮清汤，胸满必吐矣。病者勿任其昏睡，以清水喷其面，常使惊醒，扶而行之更妙。①

124. 治噎膈，用烧酒一斤，浸海蜇头一斤，入瓷瓶内，埋地数年，则海蜇化为水矣，取饮半酒杯妙。②

125. 喉痹吹药。

白矾末一钱，同巴豆一粒同炒，去巴豆，取矾研细末，吹之即吐浊痰，名碧云散。③

126. 灸法治寒湿肿胀最稳最效，以病人男左女右中指中节为身寸（《验方传信》）。

上脘一穴，在脐上六寸；中脘一穴，在脐上四寸；下脘一穴，在脐上三寸；章门两穴，在中脘穴左右各开四寸；神阙，即脐中；天枢二穴，在脐旁各开二寸；水分一穴，在脐下一寸半；关元一穴，在脐下三寸；中极一穴，在脐下四寸。

诸穴各灸十四壮，神阙一穴用厚姜片安脐中，加艾其上，灸之有累日，灸至三五百壮及千壮者，竟能生助真阳，拔除沉痼。要在识之于早，迟则无济。凡胀满起自病后、产后及服攻克药，而日甚，内无热渴，烦闷即渴，亦不消水，或得水反甚者，皆宜。④

127. 风痹久不愈，灸法。

凡肩背、腰俞、臂、腿、环跳（臀腿交接处是）、骨骱等处，感受风寒湿气，积久不散，渐致漫肿无头，皮色不变，常酸痛抽

---

① 此条与存存斋医话三集 121 条、存存斋医话五集 97 条同。

② 此条与存存斋医话三集 134 条、存存斋医话五集 12 条同。

③ 此条与存存斋医话三集 122 条、存存斋医话五集 17 条同。

④ 此条与存存斋医话三集 135 条、存存斋医话五集 38 条大体相同。

掣，或麻木不仁，不能转侧动摇者，先将手按揿极不快处，点定多灸之，自能消散。失此不治，日久成毒，经年累月，难收成功，且多殒命，不可不早治之。

沉香、母丁香、广木香、炒穿山甲各五钱，乳香灯心炒三分，当门子一分。

共研匀细，以核桃壳半个（拣好者），装满药末，覆上点处，壳外水调干面，作圈围住，不令动移泄气，再加湿荷叶一张护之，以防火脱下烫肉，作龙眼肉大艾炷，安壳上，灸七壮，热始直下，再灸至热不可忍乃止。明日照法再灸，不出三五次，无不消散，决不成毒。每灸后，盖以旧帛缓缓摩荡数百次（《验方传信》）。①

128. 大指、二指手背微窝处为经渠穴，治牙痛久不愈，用蒜泥敷之，过夜起一小疱愈。

以药研细末搐鼻取嚏，治上焦病。

以药切粗末炒香，布包缚脐上，治中焦病。

以药或研或炒，随证而制，布包坐于身下，治下焦病。

129. 小儿黄如金色，因积滞凝于脾家，以糯稻草煎浓汤，饮之数日，决效。②

130. 定风丹，治急惊，壮热，面目红赤，上视龂（音械，齿相切也）齿，搐鼻瘛疭，角弓反张，舌黄赤浊腻，惊、啼、咳、呛不利。

天竺黄三两，天麻、薄荷各一两五钱，僵蚕、川郁金各一两，陈胆星三钱，川连、朱砂各五钱，冰片一钱。

---

① 此条与存存斋医话三集136条、存存斋医话五集39条同。

② 此条与存存斋医话三集124条大体相同。

各取净末，戥定以羚角三两，煎浓汁，合竹沥四两，法丸如龙眼，朱砂为衣，隔纸，日中晒干，荆芥汤送下一丸，日三服，未及过周岁减半。

131. 保[1]元丹，治慢惊，面色萎黄，或清减灰暗不泽，囟门低陷，精神困惫，口开露睛，手足微牵，微喘，肢冷，舌滑，或胸膈痞满胀痛，或呕吐清白，得之禀气薄弱，或乳食失调，及因病过用消克寒凉而成。

丽参三两，白术二两，制附子、当归、茯神各一两，广木香八钱，良姜五钱，白附子四钱，公丁香三钱。

生研，各取净末，以炙甘三两，龙眼净肉二两，煎浓汁，法丸如弹子大，以姜汁米饮调下一丸，日三服，年稍长者加之。

治惊丸散，每曰通治急、慢惊风，此最误人之说。盖急惊为热为实，慢惊多寒多虚，药之宜于实者必不宜于虚，利于寒者必不利于热，犹水火冰炭之殊途，有本病变病之异候，岂可混施以误人哉！

132. 单腹胀，脐突口干，溲滴如墨。令取干鸡矢一升炒，研为末，分作数服。每次加大黄一钱，五更酒煎服。初服腹鸣，便泻数行，腹胀稍舒，再服腹软腹宽，又服数日，十愈六七，更用理脾，末服而瘳。此本《内经》方法，治此证每效。[2]

133. 正舌散，治中风，舌本强硬，言语不正。

蝎梢去毒一钱，茯苓四钱，薄荷四钱。

为末，每服一二钱，温酒调服，或搽牙颊间亦好，此方出《圣惠》。余谓：每服一二钱，未免太多，每服一二分可也。且宜

① 保：原文为“葆”，疑为错别字，改。

② 此条与存存斋医话三集 125 条大体相同。

频频服之，使药气常在舌间，不令药过病所。[①]

134. 引证外出，西医专立一门，盖使隐伏之邪而发现于外。而证属于外者，亦使延缠之证而速愈也。

斑蝥吊膏方：

斑蝥末一两六钱，黄蜡八钱，松脂八钱，猪油八钱。

上药先用黄蜡、松香、猪油煮溶后入斑蝥末，搅至凝结为度，用布开调，或纸亦可，大约贴三四点钟，或五六点钟，俟其略起水疱，随即撤去，再用麦糠、甘菊敷之，或用烂饭敷之。用芥末外敷，亦可引证外出。

凡妇女、小儿皮肤嫩薄，慎用之。久敷能作水疱，及变烂疮且发痛异常，用芥末同蛋白和匀敷之，便不患其酷烈。

135. 便血方，老友陈载安之子琴六传。

生瓜子壳一两，生桑皮三钱，樗根皮一钱五分，地榆炭三钱。[②]

136. 蛊胀方，老友陈载安之子琴六传。

蜣螂去头足、丝瓜络、冬瓜仁、大腹皮、杏仁各三钱，路路通打，七个，延胡、橘络、川贝各二钱，不杵，真新绛、砂壳、陈香橼皮、佛手柑、橘红各钱半，玫瑰花七朵，败蒲扇半把，酒洗，或加通草钱半，茯苓皮三钱。

137. 鼻息丹方，马培之传。

苦丁香即甜瓜蒂、甘遂、白螺蛳壳墙上日久者良、草乌炭。

上四味为末，麻油丸如鼻孔大，每日塞之。

又方：用藕节二枚，炙研，嗅之。

---

① 此条与存存斋医话三集126条大体相同。

② 此条与存存斋医话三集127条同。

又方：用漆店揩漆，丝棉瓦上煅炭，置泥地上一夜，出火气，研细，嗅之。[①]

138. 治发热久咳嗽，小便不利，溺管痛。用薏苡仁一两，水二斤，煮至一斤半，入甘草四五钱，干葡萄子一两，去渣，食（出《内科新说》）。[②]

139. 凡治燥痰，取紫口蛤蜊壳，炭火煅成，以熟瓜蒌连子同捣和成团，风干用最妙。[③]

140. 治烟漏方，先用苦参子四十九粒，用桂圆肉包好吞下，随后服后方。

生地三钱，人参好东洋参代、当归勿油、地榆炒黑各钱半，枳壳陈面拌炒、防风各八分，川芎六分，黄芩、秦艽各一钱，生槐角二钱，升麻四分（上虞东门外，钱友兰传）。[④]

141. 猪肚大蒜汤，治鼓胀。

雄猪肚子一个，装入大蒜四两，槟榔研末、砂仁研末各三钱，木香二钱，砂锅内用河水煮熟，空心服猪肚，立效。[⑤]

142. 淋洗囊肿方。

连须葱白头十一根，川椒、麦冬炒焦、地肤子各一两。

四味煎汤，淋洗囊上良久，次日再洗，以消为度。[⑥]

143. 五行丹，神物效灵，不拘常制，至理开惑，智不能知。

---

① 此条与存存斋医话三集128条同。

② 此条与存存斋医话三集129条大体相同。

③ 此条与存存斋医话三集130条同。

④ 此条与存存斋医话三集137条同。

⑤ 此条与存存斋医话三集131条同。

⑥ 此条与存存斋医话三集132条同。

此方用药合五行，分五色入五脏，主五时属五方，应天地阴阳，五运六气，斡旋不息，一正一副，共有十三味，象闰余成岁，故以五行名之。主治六淫七情、中风伤寒、伏邪瘟疫、暑湿燥火、疟痢、狂癫、不寐、怔忡、惊悸、三消、呕吐、反胃、噎膈、痰饮、肿胀、黄疸、积聚、痞、喘促、哮喘、咳嗽、肺痈、肺痿、痿躄、诸血、诸窍、诸汗、痨瘵、便结、癃秘、遗精、淋浊、风眩、三痹、七疝、外证痈疽、妇女杂病及奇疾怪证，诸药不效，立奏奇功。唯命门火亏等证与孕妇禁服。（见《椿田医话》）

青礞石一两，硝煅，色青，入肝属木，青黛一两，副之；天块朱砂一两，色赤，入心属火，丹皮一两，副之；雄黄一两，色黄，入脾属土，生大黄一两，副之；生地一两，西牛黄五钱，黄芩一两，副之；白枯矾一两，色白，入肺属金，白芍一两，副之，灵磁石一两，醋煅七次，色黑，入肾属水，犀角一两，副之。

上十三味，为细末，炼蜜和丸，每丸重一钱五分，蜡壳外护备用。

144. 妇人产后二三月间，身忽发热，逾时暂解，始则数日一发热，继则越发越勤，后则脉数身热，无暂解时，体倦食减，面色萎黄，似外感，或似内伤，咸为蓐劳。但蓐劳乃产后月内病，因坐草艰难所致，此则产后二三月病，似同而实异，俗称产母病也。医治始用表解，旋用养阴清热，后用理胃补虚，总归无效。脉象虚数，沉分带弦，奄奄成怯。殊不知由产后八脉空虚，恶露未尽，夫妇同房，致将恶露阻住子宫，是以血络日渐瘀积，气亦窒滞，一身气血不能昼夜流通，而营卫不调，身热作矣。治法不外“补气通血”四字，盖气为血帅，气不足则瘀难通，故补气通血不可偏废。夫血温则行，寒则滞，若但知养阴清热，则血更滞，而热更甚。热久不解，势必血渐涸而气愈馁，欲望不成，劳证得乎？录两方，临证加减。

延胡索散，治妇人产后房劳。

延胡、赤芍、生蒲黄、肉桂、琥珀、当归、红花各二钱。

上药用醋浸一宿，为细末，每服二钱，七服而尽，陈酒送下。如虚，用参汤送下。

又：八珍加味汤。

人参三钱，白术三钱，茯苓三钱，炙甘六分，熟地四钱，当归三钱醋炒，赤芍钱半，川芎一钱，桃仁泥三钱，新绛一钱，苏子钱半，五灵脂三钱，桂心五分，延胡钱半，陈皮一钱。

生姜三片，大枣两枚，葱管三根，大红鸡冠花一两，如用干者减半。

上方补气四君子，补血四物，行气用陈皮、延胡，行血用桃、绛、苏、脂。用桂者，血得温则不滞。姜、枣和营卫，葱管直走冲脉，红鸡冠《纲目》但言活血，却能引领众药入子宫，为此证必用之专药，因其形似猪肚中之生窠，故为子宫引经。此说得自宜兴屠渐斋所传，加酒一杯煎服，十剂必有验（咸丰四年，仲秋锡山顾文山识）。[①]

145. 道光壬午，各省疫气大行，有所谓吊脚痧者，起于粤之南雄，传至江右、浙江及皖江金陵下江各郡，直至都门。病起时，腹中作痛，足筋随突起，不亟治立毙。一家有丧，至数人者，亲族中染此病殁者，吊唁几无虚日。一日赴姻家祝寿，会食汤饼，座客二人同时得病，不半日先后俱殒。又一日，过客来访，乘舆答之，中途前行，舆夫腹骤痛蹲地，亟命易之代者，未

① 此条与存存斋医话三集138条同。

来死矣。邻有蒙馆[①]，学徒七人，三日死其四，唯师及三童无恙，以致人人自危，朝不保暮。吴门疫盛时，忽来一丐者，胸悬小牌，书急救吊脚痧，其法以针刺两胫，知痛而血新鲜者治，不痛而血色黯者不治。人初未之信，后有极贫者，试之立愈，数人于是一时传遍，家家竟邀。丐者乘飞舆，多人翼之，未到之家，遣健仆在要路拦截，昼夜无停止。寝食皆在舆中，愈者厚酬之，不受，为易衣履，亦却之，固请乃取帽履，转给贫者。杭人闻之，飞浆邀请，苏人弗许，久之疫稀，乃来，所活亦不少，其不受馈亦同。入冬患止，丐者亦不见。或曰：此乃神明化身，以垂救众生疾苦也。理或然欤。

146. 吾乡有曾某，为当时名医，已著医书，行世所载医案颇多妙。旨诚有非药力所能及者，一为某达官之女，年正及笄，适于夏月夜深移步后园，方伸手采折花枝，忽觉麻木，手不下垂，即请医调治，皆不见效。后访知曾某，延请至署。曾详审其致病之由，逾三日请于某官，曰："已得治之之法，但不识令爱，能见从否？"某官曰："试言之。"曾曰："须择一内室，将窗户紧闭，用纸糊裱，使无穴隙，只容令爱与某共处一室，袒裼[②]相对，别有良策，未可预言。"某官固知其女不能从，而夫人屡劝之，请先拜曾为父女，曰："无论义女，即亲生父母亦安能袒裼坐对耶？"数日，女手患如故，某官计无所出，复苦劝之，其女只得勉从父命，但不容曾某近身耳。曾复嘱某官静候户外，闻喊叫声，可推门入矣。

① 蒙馆：也叫蒙学，中国封建时代对儿童进行启蒙教育的学校。

② 袒裼（tǎnxī）：亦作“襢裼”。脱去上衣左袖，露出内衣，或脱去上衣，裸露肢体。

曾与女注目凝视，女则满面赤红，羞急无地，怒气勃发，若不可耐，曾某出其不意忽遁近女，若欲动手者，女狂叫一声，以手自卫，而手已下垂矣。其官入户，见女手展动自如，喜不自胜，因问曾某曰：“病已见愈，但未审，何故？抑别有所术耶？”曾曰：“此亦究其原耳。令爱生长深闺，常月夜深坐，纯阴凝结，致有斯疾，四肢属肝，非激其肝气，不能见效。此非草木之性，针灸之方所得而施之也。”某官佩服不已。

又某令因妻妾致怒，两目失明，医者谓怒气过甚，瞳神反背，亦屡治不效。延请曾至，详询始末，因与某令之弟曰：“此症医治见效，当索厚谢。但须先请中证，或不致爽约。”即嘱其弟与兄言约，以某日请署中幕友及同寅，至时饮酒甚欢，某令之弟请曰：先生所需谢金，当何如？曾某曰：“试与令兄言，病果见愈，当以宠姬见赠。”缘曾某访知妻妾五人，唯四姬最为宠爱，因失夫人欢，致生嫉妒。某令闻言，沉思久之，许曰：“吾愿以第五姬相赠。”曾曰：“非得言四姬不可。”某令色变大怒，奋步疾趋出，大言曰：“先生何相戏之甚，竟欲夺我爱姬耶！”怒气直冲，不顾他客在座，大声疾喊，曾俟其怒稍霁，徐徐言曰：“请君息怒，吾岂真欲君以姬妾见酬，但非此言无以医君病耳。”某令不觉失笑，眼已复明矣。

此与前事相类，语曰：医者意也，曾之于医，其殆神明。其道也，与录之为行医者取法焉。然此又非师心自用者，所得而意揣也。习是道者，务使业有专精，心无泛用，守古人成法而深探其意焉。庶不致为庸医之误人也欤。

存存斋本草杂识

147. 毛枫山先生《经验方》中载：龙眼核研细末，治刃伤血出，甚效，惜诸本草不载。今览薛生白先生制治鼻血昏晕，用生地、犀角、广圆核、侧柏叶，共末，蜜丸。早服五钱，晚服三钱，开水下。可见龙眼核治血证。

赵恕轩《本草拾遗》言：龙眼核功用甚广，可治脑漏、小肠疝气及足指痒烂等患。又载张觐斋云：凡人家有子女者，不可不备。遇面上磕伤及金刃伤，即以此敷之，定痛止血生肌，愈后无斑。若伤鬓发际，愈后更能生发，不比他药，愈后不长发也。

又曰：查《本草纲目》及别集本草俱未记载，可知世间有用之材，自古迄今湮没者，不可胜计。[1]

148. 胖大海近时往往泡汁服，治咽痛，诸本草未载。吾友陈载安抄一纸来，谓出于《本草拾遗》。今考《拾遗》中不载此味，未知出于何书。来书云：胖大海出安南天洞山，至阴之地，其性纯阴，能治六经之火，土人名曰安南子，又名天洞果，形似干青果，皮色黑黄起皱纹，以水泡之，胀大如浮萍，然中有软壳核者，内有仁瓣两味，甘淡治火闭痘证，服之立起，并治一切热证、劳伤、吐衄、下血、消毒去暑、时行赤眼、风火牙痛、虫积、下食、痔疮漏管、干咳无痰、骨蒸内热、三焦火证、诸疮，皆效。[2]

149. 嘉善退庵居士黄凯钧，于嘉庆壬申著《友渔斋医话》，内有创见者。三岁儿发热七日，痘出而倒厌，色黑唇口冰冷，危证也。用狗蝇七枚，擂细，焙，和酒少许，调服，移时即红润

---

① 此条与存存斋医话三集2条大体相同。

② 此条与存存斋医话三集8条同。

如常。狗蝇，夏月狗身上跳飞极多，冬月则蝇藏狗耳中，难得，宜预收备用。又痘后余毒翻巴，脓水淋漓，至有殒命者，用浸胖豆腐豆捣烂，敷上脓出，再敷三四日间，毒尽，痂落生肌矣。[①]

150. 病人久卧床蓐，则腰臀磨穿。《内经》谓之破䐃，俗呼剐疮。于初起时，即用广东羊皮金贴，甚效。[②]

151. 凡有节有液之物皆能通，故竹沥通风火阻经，菖蒲通风痰阻窍，葳蕤通风热阻络。[③]

152. 黑铅乃水之精，入北方壬癸。凡遇阴火冲逆，真阳暴脱，气喘痰鸣之急症，同附桂回阳等药用之，立见奇功，即《经》所云重剂是也。然余最不喜用以煎之，毫无气味，用如不用耳。顷见《女科辑要》中治厥证，用青铅一斤，化烊，倾盆水捞起，再烊再浸三次，取水煎药，如是用法，方有力量耳。黑入北方，乃同气相应之义，又重能压下，故治气逆上冲，烊化取水，方有力量。凡金银铜铁，皆可类推。[④]

153. 洄溪徐氏云：一人头风痛甚，两目皆盲。有乡人教以用十字路口及人家屋脚边野苋菜，煎汤注壶内，塞住壶嘴，以双目就壶熏之，目渐见光，竟得复明。考《本草》苋通九窍，其实主青盲明目（野苋菜一名马齿苋，《本草》又言其泻热祛风。）[⑤]。

154. 张石顽先生言：米仁根善治肺痈。缪宜亭治久咳痰秽，

---

① 此条与存存斋医话三集 9 条同。

② 此条与存存斋医话三集 16 条同。

③ 此条与存存斋医话三集 19 条同。

④ 此条与存存斋医话三集 34 条大体相同。

⑤ 此条与存存斋医话三集 41 条同。

脓血交作，亦用米仁根。[1]

155. 肺主气，上通喉系，下通心肝之窍，自呼吸出入，居上以镇诸脏，而压糟粕，以行于大肠，出纳清气，以出浊物。

156.《颅囟经》载：孩子头面胸膊肌厚，臂胫细瘦，行走迟者，是小时抱损。

按：小时抱孩能致疾，保赤[2]者当知之。

157. 滋苗必灌其根，治上必求其下，釜底加薪，氤氲彻顶，槁禾经雨，生意归巅。

158. 肾水虚燥，阴不潜阳，气逆上行。《经》所谓头痛颠疾，下虚上实是也。肝胆燥热，木旺风生，耳目无血以养。《经》所谓狗蒙招尤[3]，目瞑耳聋，下实上虚是也。[4]

159. 五行生克，生为长养，克为制化，生固为生，克亦为生。

160. 湿家忌汗忌升，汗则亡阳，升则上蔽。闭证忌燥忌升，燥则闭而且结，升则蒙而益蒙。[5]

161. 喘咳，息促，吐稀痰，脉紧，无汗恶寒，舌白滑，此属寒饮。用小青龙汤，外发寒，内蠲饮。

喘咳，息促，吐稀痰，脉洪数，右大于左，喉哑者，此为热饮。用杏仁石膏甘草汤，开肺清热。

162.《经》云：饮入于胃，上归于肺。又云：谷入于胃，乃

---

① 此条与存存斋医话三集52条同。

② 保赤（bǎochì）：养育、保护幼儿之意。

③ 徇（xùn）蒙招尤：证名。徇蒙，突然目眩而视物不清；招尤，头部掉摇不定。

④ 此条与存存斋医话三集55条同。

⑤ 此条与存存斋医话三集57条同。

传之肺，是饮食虽殊，皆由肺气之通调，则溺粪虽异，皆禀肺气以传化矣。[①]

163. 凡泄泻宜用丸药，盖土恶湿喜燥，即用汤剂，亦须浓煎少服。盖汤者，荡也，脾虚者所忌，以服下即行，不能久注胃中耳。[②]

164. 干血痨，有干血而成痨也。以润剂滋其干，蠕动啖血之品，行死血，死血既去，病根已刬，然后可从事乎滋补之剂，仲景大黄䗪虫丸，为万世医方之祖欤。[③]

165. 人之汗为津液所化，而汗之出为气机所转。迨经感邪，阻遏肺气，为邪阻不能布津，外通毛窍，故身无汗，寒热疼痛。气为邪阻，不能布津，上濡清窍，下通胃肠，故口干舌燥，胸瘜气逆，二便不调。[④]

166. 临病必深按其腹，详见于《四十九难》杨元操、丁德用注。此医家四诊之外，不可缺之事也，谓之腹诊。[⑤]

167. 食减胃衰，寒疝窃踞，饮浊上干，咳吐涎沫。西江喻氏谓：浊阴上加于天，非离照当空，气雾焉能退避，乃反以阴药附助其阴，阴霾冲逆，肆虐莫制[⑥]。

168. 丸剂皆药之渣滓，脾胃弱者往往运化殊艰。凡治阴虚须滋补者，悉熬取其精华，而以可为佐使者，搜和匀，捣成丸，不

① 此条与存存斋医话三集67条、存存斋医话五集92条同。

② 此条与存存斋医话三集71条、存存斋医话五集14条大体相同。

③ 此条与存存斋医话三集76条同。

④ 此条与存存斋医话三集78条同。

⑤ 此条与存存斋医话三集80条同。

⑥ 此条与存存斋医话三集84条同。

但药力较优，而且饵之易化。（如米粉、藕粉、山药粉、牡蛎粉之类，均可搜捣。）[①]

169. 用药补阴避其凝滞，补阳避其辛燥。所谓嘘以阳春，滋以雨露。肾水久虚，其足以供风火之挹取者几何。[②]

170. 复脉汤行阳行阴，盖欲使阳复行阴中，而脉自复也。后人只喜用胶、地等，而畏姜、桂，岂知阴凝燥气，非阳不能化耶！[③]

171. 山阴某名医也，信之者少，惯用石膏，尝误杀人，深以为悔。然亦不便语人，虽妻子无知者。逾年某亦患病，延同道某，诊定一方而去，临买药时，某自提笔加石膏一两，清晨服后，取方视之，惊曰："此石膏一两，何人加耶？"其子曰："爷亲笔所书，何忘之乎？"曰："顷所服药内竟有石膏乎？"曰："然。"某叹曰："吾知之矣，速备后事可也。"作偈语云：石膏石膏两命一刀，庸医杀人因果难逃。

172. 夏令暑湿炎蒸，人触之，设或正气不足，最易感病，而南方地卑气薄，更多中痧吐泻之症。推其致病之原，或过于贪凉，风寒外受；或困于行路，暑湿相干；或口腹不慎，为冷腻所滞；或中气太弱，使输化失宜；或感时行疫疠之邪；或触秽恶不正之气。皆能致脾土不运，阴阳反戾，升降失司，卒然腹痛，上下奔迫，四肢厥冷，吐泻并作，津液顿亡，则宗筋失养，故足挛筋缩，先起两腿，或见四肢，名曰霍乱转筋，生死瞬息。一交夏令，此症大行，甚有一家数人而同时毙命者，深可畏也。

---

① 此条与存存斋医话三集85条同。

② 此条与存存斋医话三集86条同。

③ 此条与存存斋医话三集87条同。

爰拟一方，名曰圣治，入夏可预合备用。如遇胸膈痞闷时，即以一丸入口，借以解秽却邪。方用真白术烘燥二两，姜汁炒川朴二两，盐水炒陈皮二两，白檀香一两，真降香一两。

以上五味，同研细末，以广藿香六两，煎浓汤，泛丸如桂圆核大，每服三五丸，细嚼和津咽下。

按：术能和脾燥湿，定中止呕，扶正却邪，故用为君。朴能泻实而化湿，平胃调气，消痰行水，兼治泻痢呕恶；陈皮能快膈导滞，宣通五脏，并可除寒散表，故用此二味为臣。檀香调脾利膈，降香能辟秽恶怪异之气，故用为佐。藿香禀芬芳之清气，为达脾肺之要药，气机通畅，则邪热自定，故用为引。其曰圣治者，以圣人有治病治未病之旨，盖思患预防，莫若服药于未病之先，使轻者解，散实却病，养生之一助。是方出而修合甚多，服之有验，药极平易，合价不昂，可传也。

吴山散记小引

余于国学喜读笔记，于医学喜读医话，以其或述心得，或话见闻，颇隽永有味也。回忆民七受业于吾杭名医王师香岩，师命读《医经原旨》《难经经释》等书，颇苦其文义艰涩，不易彻悟，因以医话为常课。及长，任教席于沪杭各医校，授课之暇，偶有所得，伸纸濡墨，所作亦以医话为多。兹遴选若干，附于赵先生医话之末，不知能免狗尾续貂之诮否？

丙子季春古杭沈仲圭志于吴山寄庐

吴山散记

杭州沈仲圭著

1. 杨君孝绪，患遗精脑弱，其脑症状为不能多阅艰深之科学书，及微受刺激下部即有似欲遗精之感觉，求治于余。余以滋阴平脑固精之药进退为方，服二月，遗精虽减而未痊。余嘱其长服桂枝加龙牡汤，先除脑弱之根源（遗精），病根既刈，再注意睡眠、饮食、空气、运动等卫生疗法，自可渐复健康。此乙亥春月余在祥林医局中医疗养室时为渠治疗之情形也。后杨君游嘉善，月余始返，适余脱离祥林医局。余与杨君因诊病而成良友，六桥徐步，湖心荡桨，几于无日不见。今相距较远，过从遂疏。一昨杨君来访，谓遗精服桂枝龙牡汤顿瘥，脑弱吞兔脑丸亦效。所谓兔脑丸者，即上海博济书药局登报赠送之肾脑再造丸也。方为人参一钱、土炒於术钱半、云茯神二钱、天麦冬各钱半、远志一钱、石菖蒲一钱取汁、清炙甘草一钱（按此即定志丸，治思虑伤神，遗精脑弱之病）、淡苁蓉二钱、獭肝一具、净枣仁二钱、归身二钱、泡益智仁钱半、牡狗精一钱二、杭芍钱半、熟地五钱、兔脑一具，上药研末，炼蜜为丸，血珀为衣，再被极薄青黛一层。每服六粒，日服三次，饭后开水下。去腊杨君合此丸时，曾询余可否服用，余为之删去苁蓉、牡狗精二味。及今思之，以雄鼠睾丸一二对代替牡狗精，易熟地为生地，并将獭肝、兔脑、鼠肾三物，取鲜者捣烂，和药末加蜜为丸，似尤妥善。因獭肝含维他命甲，兔脑含磷，鼠肾含内分泌，皆神经衰弱之要药。余如菖蒲、远志、枣仁，古人认为健忘不眠等症之专药，近世亦沿用之。地、芍、归、参、术、茯、甘，即八珍汤去川芎，八珍对此病，据金正愚君之经验，亦有效。故余认此方可为神经衰弱者服食之资。唯一日量只十八粒，抑何少耶？

2. 常习性失眠，多属神经衰弱之结果。患者精神抑郁，思虑纷然，卧时常觉睡意毫无，而神情又非常疲乏。勉强入睡，有彻夜不交睫者（是曰前睡眠障碍），有只睡三四小时，一到习惯醒时，即不能复睡者（是曰后睡眠障碍）。日间肉体困倦，心绪恶劣，脑昏耳鸣，目眩头重，思考迟钝，做事厌倦，勉强为之，乖舛百出，其精神上之不快感觉，有非楮墨所能形容者。故不幸而成斯证，人生乐趣，尽付东流矣。此病治法，当分标本。治标如酸枣仁汤、琥珀多寐丸，或以酸枣仁一两、生地五钱、米一合，煮粥食，亦良。治本如黑归脾丸、天王补心丹及兔脑丸。总须选定一方久服不辍，方有巨效。此症乃神经官能疾患，尤宜注重卫生，特撮述失眠之无药疗法如下。

（1）妄想过甚时，宜起床徐步，或流览报章，待神经渐觉疲倦，再行安睡。

（2）倘觉睡思为妄想所占据，宜勉力沉静观念，理其头绪。一念初发，即穷此念之起源而澄清之，再发他念，亦复如是，此以念制念也。

（3）静听壁上钟声而默计其次数，此集中思想也。

（4）入寝前或轻微运动，或少食流汁，或温水洗脚，此引去脑部之充血也。

（5）枕宜稍高，并须轻软。

（6）注意大便之调整，夜膳后勿饮汤水，茶、酒、咖啡尤忌，夜膳亦戒太饱。

（7）寝室须南向、幽静，勿点灯，但宜开窗以通空气。

（8）在不易入睡时，可低声背诵爱读之诗歌。然陈玉梅之催眠曲，俚俗不足取也。

（9）临卧用盐含口溶化，或饮盐汤一杯，有镇静神经之效。

余久患神经衰弱，并常失眠，故于此稍有心得。同病诸君，苟照上述药物卫生等法，遵行不懈，则失眠之苦痛，将消灭于不知不觉间矣。

3. 中医治遗精，有清火、渗湿、滋阴、止涩、升提诸法，随证采用，自有良效。以吾经验，单纯的遗精病，初起用封髓丹（黄柏、砂仁、甘草），久病投桂枝加龙牡汤（桂枝、白芍、甘草、生姜、大枣、龙骨、牡蛎）或金锁固精丸（龙骨、牡蛎、芡实、莲肉、莲须、沙苑蒺藜）最为佳妙。章次公《药物学讲义》牡蛎条下，有“余尝以龙牡为末，治遗滑疾，病已而大便秘结”之句，极言二物止涩效用之强大也。所谓单纯的遗精者，对因他病伴发之遗精而言也（如慢性淋浊、精囊炎、摄护腺肥大、膀胱炎、膀胱结石、膀胱肿疡、尿道狭窄、龟头炎、包茎、痔核、直肠炎、初期结核、伤寒之恢复期、糖尿病、脊髓痨、脊髓外伤、脊髓炎等皆可伴发遗精）。此症或宜祛其致病之因，或本病与遗精兼顾，不得概与上方。然临床所见，一般青年患此疾者，大都由手淫、意淫、房劳所造成，或用功太过，脑弱遗泄。选用上述三方，殊觉允当。友生林君之遗精处方：用盐水炒知母二钱，盐水炒黄柏二钱，龙骨、牡蛎、莲须各三钱，芡实四钱，砂仁八分（分冲），炙甘草五分，盖合封髓丹与金锁固精丸而为一方，与余意不谋而合也。友人慈航居士近制一方，将六味地黄丸、水陆二仙丹、聚精丸三方合并，复加牛脊髓、百合，共成十二味，以治肾亏遗精、肺病梦泄。此方滋养固涩，兼筹并顾。苟病患食欲如常，可以试服。

4. 常习性便秘，多见于营坐业、少运动之知识阶级。埋头研究不喜体操之中大学生，亦恒患之，故有学生病之称。此外，如神经衰弱、肺病、胃病、萎黄病、摄护腺肥大等，每苦便秘。腹部压重膨满、胃纳不振、嗳气头晕，大都系大肠部蠕动缺乏、分泌减少，或肠肌弛缓无力所致。欲根治此病，非注意卫生，辅以甘寒养阴剂不可。徒事攻下，无益反损。兹就管见，条举如下：①生活宜有规则。②养成早起如厕之习惯。③每日宜啖新鲜之水果与野菜。④晨起饮盐汤一杯。⑤排便时以手掌徐摩腹部。⑥行适宜之运动。⑦练习腹式呼吸法。此关于卫生方面者。

若夫药饵，如增液汤、二冬膏、桑椹膏养阴润肠，最称稳健。他如麻仁丸，或以大麻仁一味，捣碎煎服，或取大生何首乌，以人乳拌蒸，均有缓下坚粪之作用。余昔尝患此，日常三四度如厕，努力挣扎，便终不下，颇苦之。后除遵行上述卫生疗法外，并长吞服“卡斯卡拉片”，宿疾乃蠲。

5. 余鉴于中医之特长在治疗，治疗之优良在方剂，故于读书临床之际，遇有验方，随手摘录，日久成帙，颜曰《非非室验方选》。除一部分发表于昔年王一仁主编之《中医杂志》外，其余尚待整理。兹将吐血单方，略录数条，以告世之患此证者。

劳证吐血：仙鹤草六钱，大枣十六枚，水六杯，同熬五六点钟之久，俟水已收成一杯服之（此方肺结核咳血最宜）。

吐血、衄血、下血：白及三钱，藕节二钱，研末，开水冲服

（此系浅田宗伯方）。

卒暴吐血：海螵蛸研末，米饮下一钱（此治胃出血之方也）。

吐血初起：生牡蛎、生龙骨各七钱，白及三钱，参三七八分（研末调服），鲜藕半斤（捣汁冲入），酒炒大黄钱半，鲜茅根六钱，温饮。

张腾蛟曰：吐血急则治标，以龙牡、白及、三七为主；缓则治本，以鲜藕、大黄、茅根为要。更随症加减，治无不效。

主按：此方分量，余已略加损益。

吐血：龟肉炙炭，研末水下，功能止血。

失血：赤芍、丹皮各钱半，藕节五个，鲜生地一两，茅根一两，十灰丸三钱（分吞），黄芩一钱，黑山栀三钱。

陆九芝原注：血证多矣，初起必有所因，凡理气达郁、清热降火之法，俱不可废。

吐血：丹参饭锅蒸熟，泡汤代茶，日日饮之（此方用于吐血愈后，以资调理甚佳）。

虚火吐血：甘蔗汁、藕汁、芦根汁各一酒杯，白果汁二匙，白萝卜汁半酒杯，梨汁一酒杯，鲜荷叶汁三匙。七汁和匀，炖热，冲入西瓜汁一酒杯，缓缓呷尽。

阴虚咳嗽、吐血：米仁、玉竹各四钱，白芍、枸杞、麦冬、沙参各三钱，川断二钱，建莲、百合各三钱。

陆定圃原按：此方治阴虚咳嗽吐血最良，然必收效于数十剂后，谓非王道无近功乎。

主按：原方无分量，今为酌定如上。

肺病吐血：童雌鸡一只治净，麦冬二钱，童便一盅，用河水瓦锅煮烂，于天未明时连鸡肉服下，连服二三鸡，无不见效。

栩园按：是方曾刊昔年《申报》常识，有多人来函报告确效。

圭按：童鸡为未产卵之鸡，胃弱之人，但饮其汁，肉不吃亦可。

吐血：鲜梨一个（去核连皮），鲜藕一斤（去节），荷叶一张（去蒂），鲜白茅根一两（去心），柿饼一个（去蒂），大红枣十枚（去核）。煎汤代茶，数日见效，以后逢节前一日煎服。

圭按：藕取汁冲入，尤妥。

痰血：白茅根（去心）、马兰头（连根）、湘莲子（去心）、红枣各四两，先煎茅根、马兰，滤去渣，再入湘莲、红枣，入罐文火炖。随时取食，二旬即愈。

以上三方载《家庭常识》，以其俱属食品，自然有益无损，诚虚证吐血之良方也。

6. 偶阅《崇善报》一一六期，有小儿病之几种鲜果疗法一文，兹撮述大旨于下，亦家庭间之药笼也。

【橘】促胃液和汗液之分泌，制胆汁之排泄。治感冒、黄疸、消化不良。

圭按：中医向以橘皮为开胃药、发表药，盖皮与肉之功效相仿佛也。

【苹果】含铁质，性收敛，能制腐。治贫血、营养不良、食滞、下痢。

圭按：水果皆含果酸，助消化。惟苹果尤擅胜场，并堪消除食滞之炎症，他如神经衰弱、赤痢，用之亦良。

【梨】含葡萄糖，为水果中之补品。

圭按：中医向用作祛痰药。相传可治肺萎。

【葡萄】含铁质、葡萄糖、甲乙二种维他命。治贫血、淋巴腺结核。

圭按：以葡萄制成之酒，曰葡萄酒，有红白两种。尝谓诸酒皆害，惟此有益，盖其酒中所含之醇，只百分之七八耳。

【香蕉】富淀粉，含黏液汁。治常习性便秘。

圭按：蕉根捣汁冷饮，治疔毒。

【西瓜】含磷质颇多。治神经衰弱，又糖尿病亦可食。

圭按：中医向用以治热性病之高热汗出，美其名曰天生白虎汤。

【桑椹】含酸质及细胞膜质。治由便闭而起之身热头痛，以其有清血和泻下之力也。

圭按：余尝谓桑椹治便秘之虚证，桃花瓣（研末，每服五分，调粥中服）治便秘之实证，堪称简效单方。

7. 碘质有改进人体新陈代谢，减少蓄积脂肪，以治肥胖病之效。考海藻含碘 0.339，昆布含碘 1.234，海带含碘 1.168，皆富于碘质之海产植物也。故以昆布、海藻煎汤代茶，海带、海蜇作肴佐膳，乃减肥之简便单方也。民廿二，余在上海中国医学院执教，有女生张嘉卉，貌端好而体丰盈，张恐减损绰约芳姿，询余有无中药可以消肥，余搜索枯肠，一无所得。今阅《中医新论汇编》引本草“多食昆布，令人消瘦”之语，遂悟碘之作用，用著于编，以告世之苦肥者，并望张生盍一试之。

8. 韦陀鞭鲜者二三两，白附子、防风各三钱，治痛风甚灵。此民间单方也，医生多不取用，惟适应证如何，传者未详。愚意此方证实体强而又属于古人所谓痛痹者，确甚佳妙。传者又云：韦陀鞭即鬼箭羽，药肆备售，因已曝干，一两已足。如病在下肢，加牛膝三钱。

9. 因多进生冷瓜果而致胃呆泄泻，或感寒泄泻日久不瘥者，理中汤最妙。如兼呕吐，去术加半夏（生用）、姜汁；如兼腹痛，加木香。惟用此方，以脉沉无力为据。否则，夏秋常见之假性霍乱，治以温药，或将助其病势矣。民廿一夏，余服务复旦实中，某生因过啖冷食，得河鱼疾，同事俞东君，为处理中汤，一服而起。盖俞君于《伤寒今释》一书，反复探索，颇多心得也。

10. 燕窝系金丝燕所营之巢，以备产卵哺雏之用也。以其营巢之材料，纯由黏稠如阿拉伯树胶之唾液而成，故久浸水中，则膨大而柔软。此物入药，年代未远，方书著其功用，谓能养胃液，滋肺津，止虚嗽虚痢，理膈上热痰。时医治虚损劳瘵，咳吐红痰，每以此物加入药剂，或劝病家煮食。惟据西医言，燕窝治病之功效，实微乎其微，不能与其高昂之代价相称。余意本品既系燕之唾液造成，似有裨于胃脏之消化，又以是项唾液，浓厚如胶，或可减少支气管之分泌而为滋养化痰药，促进血液之凝固而为止血药，惟功效既弱，自非长食不可矣。是物《本草》虽有载及，但记述简略，近人曹炳章等皆有详细之论文，发表于早年医刊，论之甚详。

11. 鲍氏《验方新编》颇多妙方，兹摘录一二如下。

【代参膏】此膏大补气血，可代参用。嫩黄芪（壮嫩而箭样者切片用）、白归身（截去头尾酒洗净泥各五钱）、肥玉竹（一两）、化州橘红（三钱，如无真者用新会陈皮去净白亦可），共入砂锅内，用天泉水熬成膏，每早滚水调服。

主按：此方妙在橘红，健运脾胃，使滋补之品无滞腻之弊。较当归补血汤仅用归、芪二味者尤为妥善。惟功在补血，方名代参，未免夸张失实。

【法制陈皮】善能消痰顺气，止渴生津。陈皮（一斤，清水泡七日，去净白）、台党、甘草（各六两），同煮一日，去参草，留陈皮，加川贝母（两半研细）、青盐（三两）拌匀，再用慢火煮一日夜，以干为度。

圭按：此方性质纯和，制为成药，胜于骥制戈制半夏多多矣。研末密藏，可以致远。

【保精汤】遗久则玉关不闭，精尽而亡。世人往往用涩精之药，所以不救。倘于未曾太甚之时，大用补精补气，何至于此。芡实、真山药（各一两）、莲子（五钱）、茯神（二钱炒）、枣仁（三钱）、台党（一钱），水煎服，先将药汤饮之，后加白糖五钱，拌匀，连渣同服。每日如此，不须十日，即止梦不遗矣。

圭按：此方安神固精，而稍兼滋补，久遗体虚，长饵此方，确极佳妙。

【盗汗】莲子、真浙江黑枣（各七个），浮小麦、马料豆（各一合），水煎服，数次痊愈，其效如神。

【神仙鸭】治劳伤虚弱，无病食之，亦能健脾益精，功效甚大。乌嘴白鸭一只（去净毛，破开，去肠杂不可用水，或用白毛老鸭亦可）、南枣（四十九枚去核）、白果（四十九枚去壳）、建莲（四十九粒去心）、人参（一钱）、陈甜酒（三杯）、好酱油（二杯），各放鸭肚内，不放水，瓦钵装好封紧，蒸烂为丸，陈酒送服。

圭按：此方健脾固精，滋阴清热。肺劳遗精，皆颇相宜。以上五方，为余览鲍氏《验方新编》时所抄存。一为补血剂，二为化痰剂，三为固精剂，四为敛汗剂，五为滋补剂。药既平正无疵，方之应用亦广，故为转载于此，洵家庭间之药笼也。

12. 清道光梁晋竹《秋雨盦随笔》载："诸城刘文正相国，食量倍常，蓄一青花巨盎，大容数升，每晨以半盎白米饭，半盎肉脍，搅匀食之，然后入朝办事，过午而退。同时尹望山相公，但食莲米一小碗入朝，亦过午而退。然两公同享盛名，并臻耆寿。此如宋张仆射齐贤每食啖肥猪肉数斤，夹胡饼、黑神丸五七两，而同时晏元献清瘦如削，止析半叶饼以筯卷之，捻其头一茎而食。后亦并享遐龄。”

圭按：四公赋禀特异，不能以常情衡之。然食量过多过少，皆非卫生之道。据霍伊特氏所定之保健食物，谓中等壮年而操中等之劳动者，每日须给与蛋白质118克、脂肪56克、含水炭素500克，方为适当。但欲将每日所进菜饭，精密估计其所含之营养分，使之适如上数，不但为事实上不易办到，抑且无甚意义。大约吾人食物，以糙米、麸麦为主，辅以少量之肉类、蛋类、乳类、鲜蔬、水果，日进二三餐，每餐以八分为度，则营养既不虞缺乏，而胃肠亦常保健全矣。

13. 西湖名胜甲天下，而醋溜鱼之名，亦与西子湖并传，遐迩咸知。凡来杭垣游览西湖者，莫不一尝醋溜鱼之美味焉。考此物系宋五嫂遗制，烹调得法，味颇不恶。番禺方橡坪孝廉有诗咏之曰：“小泊湖边五柳居，当筵举网得鲜鱼。味酸最爱银刀绘，河鲤河鲂总不如。”醋溜鱼系鲩鱼和醋制成。鲩，补胃、肥健人，纵不如鳗鲡鲥鱼之富滋养、补虚劳，但消化迅速，味清不腻，较诸兽肉，固胜一筹，病人老幼，食之咸宜。

14. 偶阅《浙江新闻·千秋副刊》载有张君《何首乌之考正及虚伪》一文。因忆民十七在上海中医专门学校任教时，曾听顾惕生先生演讲肺痨病之食养疗法。顾氏尝患肺痨，以中药调理获愈，其子亦患是病，延西医疗治，卒不救，故其演词颇扬中抑西。其实肺病无论中西，佥乏特效药，全赖调养得宜，方能渐愈。调养之道，中医不及西法完美。顾氏因爱子夭折，悲愤之余，遂谓西医不善治痨，其言虽失之偏激，但演词中所举治痨方药，确属经验有效，弥觉珍贵，爰为移录如下，以便病肺诸君酌量制服。“日人又盛称何首乌治痨，鄙人亦尝试服。首乌与六味丸之主药地黄，皆含铁之有机体物。服首乌之法，每首乌一斤，加茯苓半斤，咳者加五味子半斤，欲求子者加枸杞半斤。中药不但令人愈病，且令人有子，斯为奇也。初服即健啖倍常人，苦粳米饭不耐饥，须糯米饭方能果腹。其后多服，效力亦减，乃知治痨之法，药物不如食养。”又此物有调整大便之用，患常习性便秘之人，取鲜首乌研末，蜜为丸，临睡以淡盐汤送下三四钱，自无如厕挣扎之苦。

15. 挚友黄劳逸，以研究国产药物著称于世。尝语余云：鸡卵之滋养价值，黄胜于白，消化吸收，亦黄速于白。故讲求卫生者，恒倾去卵白（因卵白属半可溶性，经高热即凝固，不易消化），专取卵黄打松，调于将起锅之粥中食之。每粥一碗，可调入卵黄二枚，用代早食，长啜不断，殊体虚者之恩物也。因卵黄中含有多量之含磷脂肪、蛋白、维他命甲及戊，皆人身之重要营养素也。惟此物生啖熟食，皆非所宜，最好半熟，故须热粥调之。

16. 客有询本草善本于余者，答曰：诸家本草，每谓《本经》言简意赅，精微处自有神妙不测之用，唯其文字高洁，每多含义未伸，非得慧心人悟彻隐微，得其真解，亦最易自趋歧途，所以后人之说药性者，辄有似是而非，演成幻景之弊。迨唐以降，本草愈繁，主治更备，非不明白畅晓，言之成理，有时足补《本经》所未及。然已多数浮泛，难以尽信，甚至将本经旧说，别伸一解，而失之毫厘，谬以千里，全非古人之本意者，所在多有，贻误后学，为害亦巨。李濒湖《纲目》，网罗一切，最为渊博，有时殊病其繁，然罗列古籍，汇为一编，听学者自为抉择，可谓集其大成。以后诸家，缪氏《经疏》，差有发明，而时失之庸，似少精义。徐氏《百种录》，文笔简明，阐发精当，最是上乘，惜其太少，必不足用。石顽《逢源》，大有独得之见，启迪后人不浅，皆治药物学人不可不读之书。余若叶天士、张隐庵、陈修园喜言气化，貌似高深，实则空谈，何裨实用。又若汪氏之《备要》、吴氏之《从新》，则仅于纲目中撮取一二，以为能事已足，实如乞儿乍入宝山，舍珠玉而拾瓦石，不值识者一笑耳（以上节录《疡科纲要》）。惟何廉臣之《实用药物学》，按西法分类，每品注明用量，体裁最喜。学者若照何氏分类，将《本经逢源》重加编辑，而以徐氏《百种录》附入，作为参考，则众美咸具，允称善本。吾子既习本草，敢以是举之成功相期也。

17. 东医东洞吉益曰："《名医别录》言石膏性大寒，自后医者怖之，遂置而不用。仲景举白虎汤之证曰'无大热'，越婢汤之症亦云，而二方主用石膏。然则仲景之用是药，不以其性寒也，不难概见。余笃信而好古，为渴家而无热者，投以石膏之剂，病良已。方炎暑之时，有患大渴，引饮而渴不止者，使服石膏末，烦渴顿止，石膏之治渴而不足怖也，可以知已。"又曰："后世以石膏为峻药，而怖之太甚，是不学之过也。仲景氏之用石膏，其量每多于他药，恒半斤至一斤，盖以其气味俱薄故也。"斯与张锡纯石膏宜重用之论，若合符节，而一援《本经》，一征《伤寒》，汇而观之，无余义矣。东洞又曰："用之之法，只须打碎。近世以其性寒，用火煅之，臆测之见，余无取焉。大凡制药之法，制而倍毒则制之，去毒则不制，以毒外无能也。”观此，石膏之忌煅用，东洞亦早见到，不待张锡纯之大声疾呼，然亦足征识者所见略同。惟欲医林佥明斯义，医报宣传，犹病不广，最好刊成小册，到处分送。俾温热重候，医生放胆重用，病家信服不疑，挽救民命，当必尤溥。世之慈善家，其以是言为然否？

18. 客有询余曰：世俗谓牛乳性温助火，然乎否乎？曰：牛乳味甘气微寒，功能养心肺、润大肠、解热毒、泽皮肤，主治消渴、热哕、劳损，按三症皆原于火，而牛乳能治之，其性非温，灼然可见。矧陈藏器有“冷补”之明文乎？此物润燥生津，为病后调理、高年体虚唯一之补品。贱体阴虚火亢，饮用牛乳，将及一载，只蒙其益，未见其弊，此尤足破俗说之谬矣。惟与酸物相反，误和食，令人腹中癥结。饮牛乳者，不可不知。

19. 大枣气温味甘，滋脾土而益气强力，润肺金而生津止咳，调荣卫，治泄泻。近世医家多用红枣，惟鞠通吴氏独持异议，谓“大枣色赤黑，味甘微酸，取其以补脾经血分之阴，去核使不走下焦，配以生姜补胃中气分之阳，一阴一阳之谓道，为中焦调和荣卫之要品，而今人多用红枣。《本草纲目》谓红枣理疏不入药，岂未之见耶？”

圭按：黑枣味厚，补脾专长。红枣力薄，和胃最宜。佐参芪以建中州，宜投黑枣。合生姜以和荣卫，当用红枣。且久饵黑枣，有助湿热之弊，而红枣则否。细核二者功用，大同之中，不无小异。爰为分析如此。

20. 羚羊角与犀牛角皆为清凉剂，但犀角兼有强心作用，羚羊兼有镇痉作用。故高热而脉搏细数或促数者，宜犀角；高热而四肢搐搦者，宜羚羊。古人认“犀角为心药，羚羊为肝药”者以此。

21.愚杭人，执教鞭于鄞南惠风小学。乙丑圣诞，应友人之召，赴镇海横河，便道谒师兄王仲生。为愚述夏令所治湿温暑温诸症，佥以大冬瓜半枚、鲜青蒿一握为主，随证加佐使数味，浓煎一甑，一日或二日饮完，无不立愈。按冬瓜寒能泻热，淡以渗湿，性通利便，兼解暑邪，青蒿苦寒清湿热，芬芳不伤脾，以疗暑温及湿温之热多于湿者，确属针锋相对。矧鲜药味全，量重力专，迅奏肤功，可无疑义。爰为抉出，以视同道。

22.产妇气血亏损，生产努力太过，或产后即行劳动，辄致子宫脱垂。西医对于此症，只用子宫托及外科手术。爰将中医药方录左，藉供临床之借镜。

人参（一钱），炙黄芪（三钱），当归身（三钱），川芎（六分），清炙甘草（四分），升麻（三分），五味子（五粒）。

蜜炙黄芪（二钱），土炒白术（一钱），归身（三钱），人参（一钱），蜜炙升麻（三分），炙甘草（五分），陈皮（一钱），生姜（一片），红枣（二枚）。

以上二方，以补益升提为主，盖原因疗法也。

23.苏东坡诗："主人劝我洗足眠，倒床不复闻钟鼓。"此诱导上部血液下行之法也，与元明粉（即硫酸钠）之治喉痛（见十九年《中西医学报》）、清宁丸（即一味大黄酒制为丸）之治目赤、调胃丸（即大黄、芒硝、甘草为末蜜丸）之治齿痛出血（见《玉枢微义》），同一理由。

24.方书治吐血痰血，多用藕节，而鲜有用藕者。余初以为新鲜之藕，其疗效必胜于干燥之节。凡用藕节之方，允宜代以鲜藕取汁，方为合理。今乃知古人用藕节以止血，亦含有科学原理，未可一笔抹杀，遽斥其非。缘藕之所以能治血症者，恃其所含多量单宁酸，有愈合创面血管之效耳。藕中所含固富，但其节几全为单宁而乏淀粉，收效自然更大也。

25.《随息居饮食谱》载："玉灵膏，一名代参膏。自剥好龙眼肉，盛竹筒式瓷碗内，每肉一两，入白洋糖一钱。素体多火者，再入西洋参片如糖数。碗口幕/罩以丝绵一层，日日于饭锅上蒸之，蒸至百次。凡衰羸老弱，别无痰火便滑之病者，每以开水瀹服一匙，大补气血，力胜参芪。产妇临盆，服之尤妙。"

圭按：龙眼，《本草》著其功用为定志安神，养心补血，列其主治为思虑劳伤心脾。译以西说，此物实为大脑之滋养药，对于神经衰弱、少寐善忘等症，照上述蒸膏之法，长服无间，确有殊效。惟王氏赞为"大补气血，力胜参芪"，未免言实两歧矣。